健康の分かれ道

死ねない時代に老いる

久坂部 羊

角川新書

目次

はじめに　9

第一章　健康の「入口」　15

いつから健康が気になるのか／なぜ健康が気になるのか／健康がいちばんと言える理由／健康の種類／厳しすぎるWHOの健康／健康は権利か義務か／健康は手段か目的か／若者の基準と高齢者の基準／なぜ基準値が変更されるのか／ふつうの人はたいてい健康／健康増進のウラ技

第二章　健診センターに勤めてわかったこと　39

健康診断で何がわかるのか／奇妙な問診／本末転倒の心理／眼球に美醜なし／甲状腺ホルモンの働き／心臓の音は何なのか／聴診器の当て方／「特に異常ありません」の意味／高血圧だとなぜ悪いのか／健康人を病人に誘うシステム／ダブルのバイアス

第三章　メタボ健診の功罪　69
メタボ健診とは／診断基準に対する疑問・その1／診断基準に対する疑問・その2／診断基準に対する疑問・その3／診断基準に対する疑問・その4／メタボ健診のペナルティ／必要な人ほど受けない／メタボ判定を逃れるウラ技／メタボ健診は医療費削減につながるのか

第四章　現代の健康　85
メディアの力／開業医泣かせの週刊誌情報／はびこる健康ビジネス／タバコに厳しく酒にゆるい日本／がん検診のメリット・デメリット／乳がん温存手術の誤解／がんを告知する時代／溺れる者がすがるワラ――免疫細胞療法／健康アリ地獄――PSA検査の正解／ズル賢い商法――線虫がん検査／医者への謝礼は……／健康自慢・病気自慢の時代／現在の認知症予防と治療は〝竹槍〟／AIが医療をするようになったら

第五章　精神の健康という難問　123
精神の健康を保つのは至難の業／精神の健康を害する社会構造の変化／ライフステージにおける精神的危機／胎生期（出生前）／乳児期（出生後～二歳前後）／幼児期（三歳～六歳前後）／学童期（七歳～一二歳前後）／思春期（一三歳～一八歳前後）／青年期（一八歳～二五歳前後）／成人期前期（二五歳～四五歳前後）／成人期後期＝壮年期（四五歳～六五歳前後）／老年期（六五歳以後）／女性のメンタルヘルスの困難／世間に広まるメンヘラ／「新型うつ病」は病気なのか／疾病利得の誘惑
第六章　健康と老化　161
老化はだれでも初体験／老いを拒む苦しみ／あなたは何歳まで生きたいですか／アンチエイジン愚／健康増進の落とし穴／ピンピンコロリの嘘／つまみ食いで安心する人々／誤嚥性肺炎が起こる理由／高齢者の誤嚥性肺炎は治療しない？／生にしがみつくことの不幸／認知症は早期発見しないほ

うがいい／ありのままの自分を生きる

第七章　健康を失って見えるもの　189

感謝は足りていますか／同じ難病でも心の持ちようで大差／胃がんを治療しなかった医者／乳がんになって変わった人生観／胃ろうとCVポートの悩み／進化している人工肛門／失った機能より残っている機能を／健康より大事なもの

第八章　健康の「出口」　209

健康からの解放／死の恐怖の克服／不老不死の恐ろしさ、死後の世界の退屈さ／名を残すことの虚しさ／死に対して医療は無力／長寿時代のライフスタイル／病院へ行かないという選択／死の宣告のシミュレーション／自分を甘やかしてもいい／健康ニモマケズ、死ニモマケズ

おわりに　231
参考文献　235

はじめに

だれもが求める健康。だれもが必要とする健康。

ですが、健康の程度や種類、健康の功罪などは、どこまで理解されているのでしょう。だれもがよくわからないまま、求めているのではないでしょうか。

私は九年前から、健診センターで非常勤医として、週に一度、内科診察を担当しています。毎回、七十人前後の受診者に向き合って、健康上の不安や問題を聞いています。

健康に対する関心、不安、心配や執着は、人によって千差万別。中には健康を強く求めながら、自ら健康を害している人もいます。

また、検査や症状の異常について、理解なき不安に陥っている人もいます。異常と判定されたから、とにかく心配というわけです。

健診をする側からすると、異常値にもいろいろな意味があり、同様に基準値（以前は正常値と言っていました）にも、いろいろな側面があるので、気にしたほうがいい場合と、気にしなくてもいい場合があります。受診者のみなさんには、そのつど説明していますが、それで納得や安心が得られることも少なくありません。

健康には「入口」があります。

持病のある方は別として、子どものころから常に健康を意識している人は少ないでしょう。健康でいるのが当たり前の青年期も同様です。しかし、ある年齢になると、健康が気になりはじめます。血圧や体重、血液検査の結果などが頭を離れなくなると、人は健康の「入口」に吸い込まれます。

健康には「出口」もあります。いつまでも健康を追い求めていてもキリがないからです。死の床にあって、まだ「もっと健康を」などとつぶやいても、滑稽《こっけい》なだけでしょう。うまく健康の「出口」を出られるといいですが、出そこねるといつまでも健康に振りまわされて苦しむことになります。

そもそも、健康と不健康の境目はどこにあるのか。

最近、よく耳にする「健康寿命」という言葉があります。健康上の問題で日常生活が制限されることなく生活できる期間のことです。「平均寿命」が延びても、寝たきりでは意味がないので、健康に長生きすることが大事というわけです。

日本人の健康寿命は七四・一歳で、世界一位です（二〇一九年）。因《ちな》みに二位以下は、シンガポール（七三・六）、大韓民国（七三・一）、スイス（七二・五）、イスラエル（七二・四）と続きます（世界保健機関「国別平均寿命・健康寿命」による）。

世界一位は喜ばしいですが、健康寿命がどのように算出されているかを知る人は少ないでしょう。サリバン法というややこしい計算式を使うのですが、日本の場合、元になるデータは厚労省が三年ごとに行う「国民生活基礎調査」の自己申告です。風邪や捻挫《ねんざ》のような一時的なものを「不健康」に入れる人もいるでしょうし、逆に糖尿病や高血圧など、症状のない病気に気づかず、「健康」と答える人もいるでしょう。ですから、どれくらい信用できるかは定かではありません。

それにデータは必ずしも個人には当てはまりませんから、いくら日本人の健康寿命が延びても、あなたが元気に長生きできるわけではありません。

大事なのは自分の寿命。それを可能な範囲で延ばすのが健康でしょう。

一口に健康と言っても、いろいろな種類があります。「身体的健康」「精神的健康」「社会的健康」「霊的健康」などのほか、「主観的健康」「客観的健康」「医学的健康」などもあります。詳しくは本文に書きますが、自分で健康だと思っていても、必ずしも健康とはかぎりませんし、健康なのに自分は不健康だと思い込んでいる人もいます。

また、若者の健康と高齢者の健康は、自《おの》ずと別種のはずですが、健康の基準は一律で、そのため若者が健康に無防備になったり、高齢者がないものねだりに陥ったりします。

巷《ちまた》にあふれる健康ビジネスも大きな問題です。サプリメント、健康食品、健康器具、健康管理、老化予防、認知症予防、そして、アンチエイジング。

医者から見れば明らかに詐欺に近いようなものが、本当らしさをまとって巧妙に世に出まわっています。ビジネスですから巧妙なのは当然ですが、消費者をバカにしているのかと思われるものも少なくありません。

そんな子どもだましに引っかからないようにするには、まずは冷静な判断力を持つことが大切でしょう。そんなうまい話があるわけはないという大人の良識です。

世間には「いつまでも元気で長生き」「いくつになっても自分らしく」「人生百年時代」など、聞こえのいい情報が蔓延《まんえん》し、メディアや政治家、識者でさえ、恥ずかしげもなく夢のような明るい未来を語ったりします。そういう心地よいコトバに心を奪われ、空ばかり見上げている人が、いざ、その時に直面したとき、うろたえ、迷い、取り乱して、下手な選択をし、悔いの残る最期を迎えるのを、私は数多く見てきました。

逆に、自分の人生に満足し、上手に穏やかな最期を迎えた人も少なからずいます。

その差はどこから来るのか。

答えは簡単ではありませんが、ヒントは健康や病気に対する理解の深さにあるように思います。

老いればますます健康が必要になるのに、老いればますます健康の維持がむずかしくなる。老いて健康を追い求めるのは、どんどん足が速くなる動物を追いかけるようなものです。無理に追いかけると、じっとしている人より早くへばってしまいます。

漫然と健康を求めるのではなく、具体的かつ分析的に考えながら、健康と上手に付き合っていく方法を、みなさんといっしょに考えたいと思います。

第一章　健康の「入口」

いつから健康が気になるのか

健康は空気と同じで、自然に手に入るうちは感謝もなく、大事にする意識も芽生えにくいものです。しかし、いったんそれが失われると、ありがたみが身にしみて、なんとか取りもどそうと熱望しますが、たいていは元にはもどりません。

失ってはじめて気づく健康のありがたさ。そんなバカなことにならないためにも、早くから健康を大事にすべきですが、一〇代のころには健康など気にしない人も多いでしょう。健康で当たり前だからです。

人はいつから健康が気になるのか。

子どものころから病気がちな人、身体の弱い人は、早くから健康に気をつけるようになるでしょう。そのおかげで持って生まれた体質が頑強でなくても、案外、細く長く生きて、平均寿命を超えることも多いようです。

逆に若いころから健康で、病気ひとつしたことがない人は、無防備な生活を送ることも多く、中高年になってから、それまでの油断と放漫がもたらした不健康に気づいても手遅れで、平均寿命のかなり手前で、自分は平均以下かと嘆きながら人生を終えることも少なくありません。

健康に留意するのは早ければ早いほうがよいのですが、何事も過ぎたるは猶《なお》及ばざるがごとし。あまりに早くから健康を意識しすぎると、世にいう〝健康オタク〟にもなりかねません。また、健康には時間と自制心と労力が必要ですから、それらが人生を充実させる営為の足を引っ張ることにもなります。

健康であるにもかかわらず、自分の健康データ、健康環境などが気になる人は、健康の「入口」に吸い込まれた人です。自分が何らかの病気を経験したために、健康に留意するようになるのはまっとうですが、流言飛語に惑わされて健康の「入口」をくぐってしまうと、そこから長期にわたって健康という「迷路」をさまようことになります。

なぜ健康が気になるのか

健康が気になる理由は、自分は大丈夫なのかという不安や、病気になりたくない、寝たきりになりたくない、死にたくない等の思いでしょう。それは当たり前のことで、私ももちろんそう思っています。

しかし、その思いが高じるとどうなるのか。

よくあるのが〝確認強迫神経症〟です。異常も不具合も感じないのに、検査を受けて数字や画像で異常のないことを確認しないと健康を実感できない状態です。医者に大丈夫と言われても、安心するのはそのときだけで、翌年にはまた確認せずにはいられなくなります。その気持ちが、人々を毎年の健康診断や人間ドックに向かわせるのでしょう。

これは健診業界にとっては好ましい状況なので、煽《あお》りこそすれ、なだめることはありません。

合理的に考えれば、この行為は無駄以外の何者でもありません。症状がないのに、わざわざ検査をして異常なしと判定しているのですから。それは火の気のない家を消防士さんに調べてもらって、「火事なし」と判定してもらっているようなものです。

とはいうものの、症状がないうちに異常が見つかれば、早期発見につながるではないかという考えもあるでしょう。症状が出てからでは手遅れになるという恐怖です。

実際、早期発見・早期治療が有用な病気もあります。代表的なものは感染症で、これは早めに治療したほうが治癒も早まります。しかし、感染症なら症状が出てからでも手遅れになることはまずなく、さらにいえば健康診断で症状が出る前に見つかる感染症はほとんどありません。

糖尿病や高血圧も自覚症状が出にくいので、健康診断で早期に見つけることは意味があります。しかし、多くの場合、毎年検査をして厳重に監視しなければならないほど重大な疾患とはいえません（糖尿病や高血圧の専門医は、「重大だ」と言うかもしれませんが）。

症状が出てからでは手遅れと、多くの人が恐れるのは、やはりがんでしょう。健康診断やがん検診でがんが見つかった人は、検査のおかげで命拾いをしたと感じるのも当然です。

しかし、医学的に考えると、必ずしもそうとはいいきれません。検診などを受けなくても、症状が出てから治療しても助かるがんも少なくないからです。また、あとで詳しく述べますが、健康診断やがん検診で見つかった早期がんは、切除しなくても命に関わらない可能性もあります。逆に、健康診断やがん検診を受けることで、検査被曝《ひばく》による発がんの危険性があることや、早期がんで見つかっても命を落とすケースがあることなどを考えれば、むやみに健康診断やがん検診を勧めるのは必ずしも良心的とはいえません。

早期発見・早期治療を〝錦の御旗《みはた》〟のように掲げて、安心安全を保証するのは、念仏を唱えれば極楽往生できるというのに近い幻想性があります。

健康がいちばんと言える理由

健康がいちばん大事と胸を張って言えるのは、今の日本がむかしに比べ、自由で平和で豊かだからです。自由が束縛されていたり、平和が脅かされていたり、生活が豊かでなかったら、健康であっても幸せにはなれません。自由を奪われていれば取りもどすために闘うでしょうし、平和でなければ命を守るために努力をするでしょう。豊かでなければ必死に高度経済成長を目指すでしょう。そのすべてを獲得しているから、我々は今、健康に意識を集中しておれるのです。

それは好ましいことのようですが、油断すると過剰に傾き、嘘とビジネスが紛れ込む危険性があります。

たとえば、日本人は生涯のうち二人に一人はがんになり、三、四人に一人はがんで亡くなるという情報。これだけ医学が進歩しているのに、なぜと思う人もいるかもしれませんが、がん（悪性新生物）が死因のトップであるのは、ほかの病気で死ぬ人が減ったからです。さらにがんになる人がこんなに増えたのは、日本人が長生きをするようになったからで、今やがんは老化現象のひとつと捉《とら》えられています。がんの原因はＤＮＡの変異（損傷）だからです。

かつて、がんの発症には「放射線・紫外線説」、「発がん物質説」、「突然変異説」、「ウイルス感染説」などがあり、議論されていましたが、いずれも正しく、結論はそれらによって起こるDNAの損傷、あるいは変異ということで落ち着きました。

細胞分裂の際に起こるDNAのコピーミスは、分裂を繰り返せば繰り返すほど起こる確率が上がりますから、長生きをすればそれだけDNAの変異は起こりやすい、すなわちがんになる危険性が高まるということです。ですから、がんの予防には、長生きしないことが有効というパラドクスみたいな状況も生じています。

二人に一人ががんになるなどと言われたら、心配になるのが当然です。だから、がん検診を、人間ドックを、PET検査をなどと勧められたら、つい受けたくなる。

ほかにも心筋梗塞《こうそく》、脳梗塞、脳出血、糖尿病、認知症、肺炎、閉塞性呼吸症候群、パーキンソン病や脊髄《せきずい》小脳変性症などの難病の情報も、世間にあふれ、人々を不安に陥れ、「健康の迷路」を深めています。だから有効そうな道しるべがあれば、すぐに飛びつく。それが過剰な検査であり、テレビの健康番組、週刊誌の健康特集、新聞の健康情報、さらには病院のランキング本、サプリメント、健康食品の宣伝などの情報です。

これらにブレーキはありません。アクセル一辺倒です。理由は裏にビジネスがあるからで、医療業界、製薬業界、健診業界などは、することばかり勧めて、しなくていいことの情報は滅多に出しません。儲《もう》けを考えれば当然のことでしょう。

そういうバイアスがかかっているのを知ることが、「健康の迷路」で迷わないようにするための秘訣《ひけつ》です。

健康の種類

「健康」と一口にいってもいろいろ種類があります。

まず一般的な分類として次のようなものがあります。

・身体的健康＝内臓や筋肉、神経、皮膚、感覚器、骨など、身体を構成する要素に病気や障害などの異常がない状態。健康診断やがん検診で調べるのはこれで、健康といえば、まずこの身体的健康をイメージする人が多いでしょう。

・精神的健康＝こころの健康ともいいますが、精神や心理に病気や障害などがない状態です。これは当然、健康診断や人間ドックでも調べることはできません。また、正常かそうでないかの境目も曖昧《あいまい》で、最近、やたらと精神的不健康を表す病気が増えているのもそのせいです。

・社会的健康＝他人や社会との関係が健全かつ良好であることで、基本的人権が保障され、国民あるいは市民として基本的な義務を果たしている状態を指します。ここには医者の出番はありません。

・霊的健康＝これは宗教的な側面、すなわち信仰によって得られる根源的な信念や精神の安寧ばかりではなく、人間的な成長、生きる意味や人生全体の充実など、全人的に良好な状態を指します。精神的健康がそのときの心の状態を指すのに対し、霊的健康は人生全体に関わる心の状態を指します。

以上を横の分類だとすれば、身体的健康と精神的健康には縦の分類もあります。

・主観的健康＝自分自身で健康だと思っている状態です。
体調が良好だと健康だと思っている人が多いでしょうが、それは単に自分が思っているだけで、必ずしも健康とはかぎりません。

・客観的健康＝血液検査や画像診断、医師による診察などの結果に、異常がない状態のことです。検査に異常がなければ安心する人は多いでしょうが、これも必ずしも健康だとはいえません。検査で見つからない異常や病気があるからです。

・医学的健康＝医学的に見て異常がない状態を指しますが、これを現実的に証明することは不可能です。たとえば、がんは一個の細胞からはじまりますが、ある程度の大きさになるまでは検査で見つけられないからです。がん以外にも、病気や異常と判定される細胞や組織はいくらでもありますが、全身の細胞を調べるわけにはいかないので、医学的に完全に健康という状態を証明するのは不可能です。

精神的健康では、一般的に見て特に問題ないにもかかわらず、自分は不健康だと思い込んでいる人もいます。健康なのに不健康と思い込むのは、それこそ不健康のはじまりかもしれず、そういう人は「不健康の迷路」に迷っているともいえます。

厳しすぎるＷＨＯの健康

病気でなければ健康という考えは、ＷＨＯ（世界保健機関＝グローバルな保健問題を管轄する国連機関）では通用しません。

ＷＨＯ憲章では、健康は次のように定義されています。

「健康とは、身体的、精神的、および社会的に完全に良好な状態で、単に病気や病弱が存在しないことではない」

しかし、「身体的、精神的、および社会的に完全に良好な状態」の人など、この世に存在するのでしょうか。だれだってどこか具合の悪いところや、不愉快なことや、うまくいかないことがあるのがふつうでしょう。すべてが完全に良好でないと健康といえないのなら、世界中に健康な人は一人もいないことになります。

そんな定義をする理由は、それが健康を増進する立場にあるＷＨＯにとって好ましいこと（不健康な人が多いほど、存在意義が上がる）だからではなく、単に目指すべき理想を掲げているからでしょう。それなら「理想の健康」とすればいいのですが、それが「当たり前の健康」になることが理想なので、こうなっているのかもしれません。

それにしても、病気や病弱でないというだけでは健康といえないとなると、健康のハードルはぐっと上がる気がします。ＷＨＯの職員にも、胸を張って健康と言える人は少ないのではないでしょうか。

健康は権利か義務か

健康は国民の権利か義務か、どちらでもいいと思う人が多いかもしれませんが、日本の法律ではこう決まっています。

「すべて国民は、健康で文化的な最低限度の生活を営む権利を有する」

（憲法第二十五条）

憲法では、健康は国民の権利だと定められているのです。「最低限度の」というところが気になりますが、一応、権利と認められています。だからといって、健康を損ねた人が国になんとかしてくれと求めても、当然、何もしてもらえません。

保障されるのは、国民皆保険による医療機関へのアクセスや、医療サービス、公衆衛生サービスなどを受けることなどです。水俣《みなまた》病や四日市《よっかいち》喘息《ぜんそく》などの公害裁判、エイズやウイルス性肝炎などによる薬害訴訟は、憲法で保障されている「健康権」が侵害されたので、国は賠償せよということです。

一方、健康は国民の義務であると定めた法律もあります。

「(国民の責務) 国民は、健康な生活習慣の重要性に対する関心と理解を深め、生涯にわたって、自らの健康状態を自覚するとともに、健康の増進に努めなければならない」

(健康増進法第二条)

健康の増進に努めることが国民の責務と定められていますが、なんだかおせっかいな気もします。この責務を果たさず、自ら健康を害すること、たとえば喫煙や暴飲暴食をしても、もちろん罰せられません。

しかし、この法律があるので、健診業界は大手を振って受診者を増やすことに専念できます。企業も自治体も、健康診断やがん検診のために費用を支出しなければならず、それは当然、物価や社会保障費に跳ね返ってきます。国民の健康を守るためだから当然だ、よいことだと思う人も多いでしょうが、健康のためなら湯水のようにお金を使ってもいいのでしょうか。

健診センターで診察をしながら、もし健康診断に自己負担金があるなら、いったいどれだけの人が受診するだろうかと考えることがあります。私は今、受診者が増えることで儲かる業界の側にいるので書きにくいのですが、タダだから受けておこうという人が少なくないようにも思えます。見るからに健康な人の診察をして「異常ありません」と繰り返すことに、ある種の空しさを感じるのも事実です。

健康は手段か目的か

健康は幸福追求のために欠かせない要素ですが、それはすなわち健康が手段であって、目的ではないことを意味しています。

しかし、病気を恐れる人、長生きを求める人、あるいは、とにかく健康でいたい人の中には、健康が目的になっている人も少なくありません。健康診断を受けて、検査値が正常だったとき、喜びが大きい人は要注意です。それだけで目的が達成できたような錯覚に陥るからです。

年齢とともに健康の維持が困難になるにもかかわらず、いつまで健康でいたいと願う人は、健康に執着するあまり、健康維持が健康意地になっていたり、「健康のためなら死んでもいい」などと叫んだりすることもあるようです。

冗談はさておき、健康に注意することは大切ですが、それにこだわりすぎると、長生きをしても「健康のためだけの人生だったな」と嘆息することにもなりかねません。

健康とお金は似ています。どちらも手段なのに、目的にすり替わりやすい。お金が目的になった人のことを〝守銭奴〟といったりします。健康が目的になった人は、さしずめ〝守健奴〟でしょうか。健康もお金も大切ですが、それに振りまわされては、本来の生きる意味を見失ってしまいます。

若者の基準と高齢者の基準

健診センターで血液検査や心電図などの検査結果を見ていると、年齢が高いほど基準値からはずれる率が高くなります。治療を要する異常もありますが、放置して何も問題のない異常もあります。放置して問題ないのなら、正常でいいのじゃないか。

年齢が高いと基準値からはずれる率が高くなるのは、高齢者を若者と同じ基準で判定しているからです。

たとえば、血圧は年齢とともに上がるのがふつうで、若者と同じ基準で見ると高血圧と判定されますが、年齢を考えれば問題がないことも少なくありません。高血圧によって動脈硬化が起こるのは、二十年とか三十年かかるので、三〇歳代の人が血圧一六〇なら危険ですが、六〇歳代の人が一六〇になっても、動脈硬化になるころには寿命が終わるので、無理に下げる必要はありません。

そもそも高齢者の血圧が高いのは、長年使用したことで血管の流れが悪くなり、それを補うために血圧を上げてプッシュしているのですから、若者と同じ基準で血圧低めを目指すことは、逆に脳梗塞や心筋梗塞、肝不全、腎《じん》不全を引き起こす危険性があります。

コレステロールや肝臓の酵素であるγ《ガンマ》GTPなども、美食家やお酒を飲む人なら、長く生きていれば上がるのは当然で、高齢者ならその悪影響が出るのと寿命が尽きるのとでは、どちらが先かわかりません。

心電図でも、心房細動（心房が細かく震える状態の不整脈）や脚ブロック（心臓の伝導経路の不具合）は高齢者にはよく見られますが、たいていは日常生活に差し障ることはありません（心房細動の場合は血栓の予防は必要ですが）。

高齢になれば筋肉や脳の機能が衰えるように、内臓の機能も衰えます。だから、その年齢に合わせた基準値を当てはめるべきです。それなのに、若者と同じ基準に合わせようとするので、血液検査がどうしても正常にならず、服薬や食事療法や運動療法で涙ぐましい努力をする人もいます。基準値からはずれていても、「自分は正常だ、基準値のほうがおかしい」と言う人がいてもいいと思いますが、見たことがありません。

逆に若者は基準値内でふつうなのに、そのことで健康を過信し、油断して、気づいたときには取り返しがつかないほど太ってしまった人、ニコチン依存やアルコール依存症になってしまった人、仕事や人間関係のストレスで命を削っている人なども見受けます。

なぜ基準値が変更されるのか

健康データの基準値は度々変更されます。

基準値は専門家が学会や委員会で協議し、妥当と思われる値を決めています。建前上は研究データによるエビデンスを根拠としていますが、エビデンスは治験の条件設定次第で恣意的《しい》に操作することも可能です。どう操作するかといえば、もちろん業界にとって都合がよいようにです。その証拠に変更によって基準値がゆるくなることは滅多にありません。厳しくしたほうが、医療者、健診業界、製薬会社にとって好ましいからです。

たとえば高血圧の診断基準は、私が医学部の学生だったころは、上が一六〇㎜／Hg、下が九〇㎜／Hg以上だけで、それ以上の細分化はありませんでした。健康診断の診察で、血圧が一五〇などで高血圧を心配している人に、そのことを告げると、たいてい、「えーっ」と驚くようなあきれるような反応が返ってきます。

今は判定基準が複雑になり、「診察室血圧」と「家庭血圧」の分類まで示されます（診察室だと緊張して、家で計るより五〜一〇㎜／Hg高くなるという設定。そんなのは人によると思いますが、個人差は考慮されません）。高血圧の基準は、従来の診察室血圧で見ると、一四〇と九〇以上となっています（家庭血圧では一三五と八五以上という厳しさ）。

高血圧と診断されなくても、収縮期圧が一三〇以上は「高値血圧」、一二〇以上は「正常高値血圧」と判定され、正常だけれど病気に近いと、暗黙のプレッシャーをかけられます。基準値を厳しくするのは、患者さんの安全性をより高めるためというのが専門家の言い分です。これは嘘ではありませんが、その一方で製薬会社が潤うというのも事実です。

製薬会社からは専門家に多額の研究費が、「奨学寄附金」（＝ヒモつきではないという建前）として寄附されています。しかし、現実問題として、寄附側に不利な結果が出たとき、そのまま公表する素朴な研究者がどれだけいるでしょう。

製薬会社が新薬を開発するのには多額の費用が必要で、研究者も国からの予算だけでは十分な研究ができず、新薬の開発には製薬会社からの寄附が不可欠なので、単純に現状を批判することはできません。しかし、そういう事情があることを、患者側も知っておく必要はあるでしょう。

血圧に関しては、テレビでよく流れるお茶のCMで、「血圧、一三〇を超えたら高め」というのがありますが、これは正常高値血圧のことですから、まちがってはいません。しかし、日本高血圧学会のガイドラインには、かつては「常に」という文言がついていました。それがいつの間にか消えてしまい、テレビのCMを見ると、一回でも一三〇を超えたら危ないような印象を与えます。血圧は常に変動しますから、ずっと一三〇を超えているなら高めと言えるでしょうが、そうでなければ心配する必要はありません。

私が子どものころは、血圧の正常値は年齢プラス九〇と言われていました。それにはエビデンスがないので、専門家は笑い飛ばしますが、血圧は年齢とともに上がる人が多い（つまりそれが自然）ですから、案外、現実的な意味合いもあるのではないかと私は思っています。その基準で考えれば、七〇歳なら血圧が一六〇でもふつうということになって安心できます。それが一八〇とか、それ以上の値が出るなら、脳出血やくも膜下出血の危険性が高まりますから、下げたほうがいいでしょう。しかし、脳出血やくも膜下出血を心配するなら、怒ったり、イラついたり、無理な運動をしたり、トイレできばりすぎたりしないほうがよほど安全です。

コレステロールも基準値が大幅に引き下げられ、現在は二二〇㎎／dl以下が正常ということになっていますが、私が医学生だったころは、基準値は二五〇以下でした。基準値の厳格化で、脳梗塞や心筋梗塞の患者数がどれほど減ったかは定かではありませんが、製薬会社の収益が飛躍的に伸びたのはまちがいないでしょう。

コレステロール値と寿命の関係を調べると、男性では正常値の高めぎりぎり、女性では正常値より高い人（つまり異常）のほうが長生きという研究結果もあり、基準値の厳格化は製薬会社に忖度《そんたく》しすぎ？　という疑問も湧いてきます。

ふつうの人はたいてい健康

健康診断を受けに来る人は、ほとんどがふつうの生活をしています。そういう人は、本来、検査などしなくても健康と判断していいはずです。実際、健康診断を受ける人の大半が、健康と判定されています（厳しすぎる基準値のため、異常と判定される場合でも、病気とまではいえないことがほとんど）。

それで満足できず、客観的健康のお墨付きを得たいと思うのは、やはり世に蔓延《まんえん》する不安情報に惑わされているからでしょう。

医学が進歩すれば、安心が増大するはずなのに、逆に不安ばかりが増えています。がんの心配、認知症の心配、うつ病の心配、寝たきりの心配、手遅れの心配。

それに対して、医療の側はより安全に、より安心にとお為ごかしを装いながら、人々の不安を煽り、検査や治療を勧めています。無用な心配を作り出して、安心を提供するのは、マッチポンプもいいところです。

私は三〇代のころ、外務省に入り、医務官という仕事で海外の日本大使館に勤務していましたが、最初の任地、サウジアラビアでこんな経験をしました。

館員の四〇代の一等書記官が、日本では毎年人間ドックを受けていたので、こちらでも受けたいと言い、私はリヤドの病院を調べましたが、人間ドックをしているところがありませんでした。それでも館員は検査を受けたいと言うので、一般病院の内科に行き、「特に悪いところはないが、検査をしてほしい」と頼みました。すると、エジプト人のドクターは、「特に悪いところがないなら、検査をする必要はない」と言いました。なるほど、もっともな判断です。それでも館員は検査を受けたいと求めるので、私はそのドクターに「実は、咳《せき》が出て、食欲がなく、動悸《どうき》がして、ときどきふらつき、下痢と残尿感があるので調べてほしい」と頼みました。検査の結果はすべて正常。異常なのは、無理に病気を作ってまで検査を受けたがる館員の心理ではないかと疑いました。

二番目に勤務したオーストリアではこんなことがありました。

ウィーンの私立病院の事務長がやってきて、「日本には人間ドックというシステムがあるらしいな。どんな検査メニューなのか教えてほしい」と言うのです。今から三十年ほど前のことですが、当時、オーストリアにも人間ドックをしている病院がなく、日本の検査の内容を伝えながら、私はこの国にもいよいよ人間ドックが導入されるのだなと思いました。

ところが、話をよく聞くと、この人間ドックはオーストリア人のためではなく、オーストリアや東欧に住む日本人のために作るのだと言うのです。私立病院の職員である事務長は、笑顔でこう言いました。

「日本人というのはまったくいいお客だ。悪いところがないのに、高額な金を払って検査を受けに来てくれるのだから」

合理的な欧米人にすれば、異常がないのに検査を受けることが理解できないのでしょう。

最後の任地のパプアニューギニアでは、人間ドックはもちろん、健康診断を受けている現地の人は一人もいませんでした。奥地の村では病院もなければ医者もおらず、そのおかげで血圧を気にする人も、がんノイローゼのような人もいませんでした。当時、パプアニューギニアの平均寿命は六〇歳未満でしたから、そのまま見習うわけにはいきませんが、健康不安に関しては、日本人よりはるかに少ないように見えました。

日本人はやたらと不安情報を浴びせられ、あれも心配、これも心配な状況に陥っているように思えます。

健康診断とて完全ではありませんから、毎年受けていても安心とはかぎりません。それでも安心する人が多いのは、健康診断がお守りのようになっているからでしょう。その経費を考えると、かなり贅沢《ぜいたく》なお守りといえます。やはり、日本が自由で平和で豊かだからこそ、できることだと思います。

健康増進のウラ技

この本を手に取った人の中には、健康増進のウラ技を知りたいと思っている人がいるかもしれません。

しかし、残念ながらそんなものはありません。オモテ技ならあります。すなわちふつうに考えて、健康的な生活をすることです。十分な睡眠、十分な休養、バランスの取れた食事、禁煙、節酒、適度な運動、上手な気分転換、そして怒ったり、嘆いたり、不平不満を言ったりしないこと。そういう生活をしていれば、自《おの》ずと各人に合った健康が実現できますから、いちいち健康診断などで確認する必要はなくなります。

しかし、これは理想論で、やはり何かウラ技的なことを求めたくなる気持ちもわかります。そこにつけ込むのが、当てにならない健康ビジネスです。ないものねだりはしないほうがいいでしょう。

そんなことを言って、健康が損なわれたらどうするのか。

どんなに健康に注意していても、病気になるときはなるし、当然、最後には必ず死が訪れます。であれば、健康と長生きに固執するのは、いずれ負けるとわかっている賭《か》けに出るのも同じです。もう少し賢明な賭けをしたほうがいいのではないか。

それはすなわち、病気になっても、早死にしてもいい生き方です。それこそが、「健康という迷路」を抜け出すウラ技といえるでしょう。

果たしてそんなものがあるのか。本書では健康増進のウラ技は見つけられませんが、健康の呪縛《じゅばく》から逃れる道は見つけられるかもしれません。

第二章　健診センターに勤めてわかったこと

健康診断で何がわかるのか

私が健診センターに勤めるようになったのは、六〇歳になり、物書きの仕事が増えてきて、患者さんの診療を続けるのがむずかしくなったからです。たまたま知人が健診センターの仕事を紹介してくれ、職場を替わりました。健診センターなら健康な人を診るので気が楽ですし、緊急の呼び出しや急変もありません。

健診センターに勤めるようになって、私はまた医療の新たな面を知るようになりました。それは予防医学という重要かつ有益で、かつ多大な無駄のある医療です。

予防が治療以上に大事なことは、「どんな病気でも治る薬」より、「どんな病気にもならない薬」のほうがありがたいことからもわかります。しかし、予防にはキリがありません。そして、そこには巧妙にビジネスが潜んでいます。

その話をする前に、健康診断の実際から説明していきましょう。

まず、健康診断で何がわかるのか。項目ごとに挙げると次のようになります。

・身長、体重、血圧、脈拍、視力、聴力

いわゆる身体測定で、重要なのは血圧です。血圧は心理的な影響を受けやすいので、緊張すると高くなります。血圧高めの人は、高く出たらいやだなと思うほど高く出ます。医者や看護師の白衣で血圧が上がることを「白衣性高血圧」といいますが、最近では自動血圧計で自己測定してもらうところもあるようです（それでも健康診断というだけで緊張して、高めに出る人はいますが）。

・血液検査

健康診断のメインです。これでわかるのは、貧血、アレルギー反応、炎症反応、肝機能、腎《じん》機能、すい炎、痛風、糖尿病、高脂血症、白血病などです。アレルギー反応や炎症反応、すい炎などは、症状がなければたいていマイナスです。

・尿検査

これでわかるのは、腎機能、糖尿病、尿路結石、膀胱《ぼうこう》がん、腎臓がんなど。ただし、いずれもその可能性がわかるだけで、確定診断には別の検査が必要です。

・心電図

虚血性心疾患（狭心症と心筋梗塞《こうそく》）の可能性や不整脈がわかります。

虚血性心疾患も可能性がわかるだけで、詳しくはエルゴメーター（自転車漕《こ》ぎ）やトレッドミル（ベルトコンベアの上を歩く）などの負荷心電図や、二十四時間つけっぱなしのホルター心電図、さらにはカテーテルを使った冠動脈造影などで調べる必要があります。

不整脈はいろいろな種類があって、放置してよいものから、投薬治療が必要なもの、ペースメーカーや、電極カテーテルを挿入して高周波で心筋の一部を焼灼《しょうしゃく》するアブレーションが必要となるものまでさまざまです。

健康診断で取る心電図は高々三十秒ほどなので、そのときに脈が乱れなければ、不整脈が見落とされることもあります。もっともそういう不整脈はたいてい治療不要なので心配いりません。

困るのは脚ブロック、房室ブロック、左室肥大、ＰＲ短縮、平低Ｔ波、軸偏位などの所見です。異常は異常ですが、自覚症状がなければたいていは治療不要です。しかし、所見には記載されるので、受診者は不安になり、心臓に悪い思いをさせられます。

・胸部Ｘ線撮影

肺の病気一般を診断しますが、大事なのは肺がんの有無です。肺がんの初期は症状が出にくいので、この検査で早期の肺がんが見つかれば、命拾いできる可能性があります。

その一方で、毎年、胸部Ｘ線撮影で肺がん検診を行っても、肺がんの死亡率は下がらないというデータもあります（「アメリカ医師会ジャーナル」電子版二〇一一年）。

私の友人は、健康診断で肺に影があると指摘され、「がんの可能性が高い」と言われてショックを受けていましたが、精密検査を受けに行くと、背中にできたアテローム（皮脂腺《せん》が詰まってできる塊）で、無罪放免となりました。噴飯物の過剰診断ですが、答えがわかるまで、友人は気が晴れなかったそうです。そんなことになったのは、健康診断では背中まで見ないのが原因です。

・胃カメラまたはバリウム造影検査

胃炎や胃がん、胃ポリープ、胃潰瘍《かいよう》、十二指腸潰瘍の有無を調べるために行われますが、胃がんに関しては、胃カメラ、バリウム造影検査ともに一長一短があります。

胃カメラは胃の内部を直《じか》に診るので、早期がんも見つけやすいですが、検査に苦痛があることや、出血、穿孔《せんこう》、折歯などの危険があります。最大の欠点は、悪性度の高いスキルス性胃がんを見逃す可能性があることです。

スキルス性胃がんは、粘膜の下に広がって胃全体が硬くなるので、胃の柔軟性を見やすいバリウム造影検査のほうが診断しやすいといわれます。しかし、バリウム造影検査は比較的大量の放射線を浴びますし、体位変換のときに検査台から転落する危険性もあります。

また、バリウム検査で胃がんが疑われると、胃カメラで細胞診をしなければならないので、二度手間になる欠点もあります。

・**超音波診断**

俗にエコーと呼ばれるものですが、一般の健康診断ではここまで行うことはまれです。

腹部のエコーでは、胆石、脂肪肝、肝臓がん、胆のうがん、総胆管がん、すい臓がん、腎臓がんなどがわかります。がんの場合はいずれも可能性がわかるだけで、確定診断には別の検査が必要です。

この検査で困るのは、肝嚢胞《のうほう》、肝血管腫《しゅ》、腎嚢胞、腎石灰化など、症状もなければ治療の必要もない異常を見つけてしまうことです。検査を受けるから見つかるので、見つかったら気になる人もいるでしょう。「なぜこんなものができたのか」と、理由を知りたがる人もいます。もちろん、理由はわかりません。「どうすればいいのか」と聞かれて、「どうもしなくていいです」と答えても、心配性の人は納得しません。「まあ、念のために一年に一度くらい検査を受けたらどうですか」と言うと、「それで大丈夫なんですね」と念を押されたりもします。もちろん医者の口からは、迂闊《うかつ》に「大丈夫です」とは言えません。

検査さえ受けなければ知らぬが仏ですむのにと思うだけです。

安心のための検査で心配を増やしていれば、何をしているのかわかりません。

・その他

ほかにも人間ドックでは大腸カメラや低線量CTスキャン、MRI、PET検査なども行われますが、病気を早期発見することもある代わりに、よけいな検査で寝た子を起こすようなこともよく起こります。

奇妙な問診

健診センターで私が担当しているのは、内科診察です。

受診者が入ってくると、まず問診で、「健康上、何か気になることはありますか」と聞きます。たいていは「特にありません」とか「大丈夫です」と答えますが、中高年の受診者や若者でも心配性の人からはさまざまな相談を受けます。

本人はまじめに答えているのでしょうか、中には奇妙な訴えや、医者からすると答えようのない相談もあります。比較的若い人に多いのですが、たとえば次のようなものです。

「のどがヌルヌルするんです。右の耳もおかしいんです。耳鼻科に行ってもどうもないと言われるんですが」（二〇代女性）

「右肩から腕にかけて痺《しび》れたような感覚と、肩が腫《は》れているような気がするんです。神輿《みこし》を担ぐせいでしょうか」（三〇代男性）

「一カ月ほど前から鳩尾《みぞおち》のあたりが痛むんです。夜に寝ていると痛くて起きます。吐き気はありません。便はずっと下痢です。体重は増えてきてますが」（三〇代男性）

「足の裏のこれは胼胝《たこ》かウオノメか知りませんが、レーザーで取るとき入院しなければいけないんでしょうか。ふだんは痛くないんですが、革靴が履けないんです。この前もボウリングに行ったら、靴が履けなくて、結局、ボウリングをせずに帰りました。運動靴とかスニーカーは平気なんですが」（四〇代男性）

「半年ほど前から舌の先が、感覚がなくてしびれたようになってるんです。老化現象でもこんなことになるんでしょうか」（四〇代女性）

「朝、起きたらめまいがするんです。授乳しているせいで脱水になったんでしょうか」（四〇代女性）

「健康のことで気になると言えば、それほど気にしてないんですが、首の後ろにあるコブですね」（四〇代男性）

「朝起きたときとか仕事中でも、ときどき口の中が何ともいえず気持ち悪くなるんです。

口をゆすいでも、すぐまた気持ち悪くなります。歯科医に行って診てもらいましたが、異常はないと言われました。オッサンになりつつあるのかなとも思って。オッサンになるといろいろあるでしょう」（三〇代男性）

「牛の脂を食べると動悸《どうき》がして、冷や汗が出るんです。ときどき後頭部に釘《くぎ》を刺されるような痛みもあります。豚や鶏の脂は少量だと大丈夫で、天ぷらや植物性のオイルは大丈夫です」（四〇代女性）

心臓に関しては、医者では思いつかないような症状を訴える人もいます。

「ときどき心臓がねじれるような気がします。痛いとか締めつけられるということではなくて、ぐいっとねじられるような感じが二十秒くらい続くんです」（二〇代女性）

「動悸がするんですが、そのときは心臓の中でビー玉がコロコロ転がるような、あるいは小さな動物が心臓の中で動きまわるような感じです」（三〇代男性）

「たまに胸が変になって、心臓が乾くような気がします」（二〇代男性）

「身体を曲げたら心臓がつる感じになります。曲げなければ何ともないです」（三〇代男性）

本末転倒の心理

健康診断を受けるより、早く病院に行ったほうがいいと思われる人もいます。

歌手の堀《ほり》ちえみさんが舌がんを公表した直後でしたが、四〇代の男性が問診で、「舌に例のものができまして」と言いました。見せてもらうと、舌の側面に白い扁平《へんぺい》な盛り上がりがあります。良性の白斑《はくはん》のようですが、初期の舌がんかもしれません。

「耳鼻科で診てもらいましたか」と聞くと、「まだ行ってません。例のものだったらいやだなぁと思って」との答え。

「でも、もし例のものだったら、早く治療しないと手遅れになる危険性もありますよ」と言うと、「やっぱりそうですか。じゃあ、行ってみます」と観念したように応《こた》えました。

がんと言われるのがいやなのは、死ぬ危険性があるからでしょう。しかし、放っておけばその危険性は高まります。良性のものとわかれば、一気に心は晴れます。いずれにせよ、早く耳鼻科に行くほうがいいのに、そうはせず、健康診断でお茶を濁そうとするのは本末転倒としか思えません。

ある五〇代の男性は、やせて姿勢も弱々しいので、気になることを聞くと、胃の調子が悪くて、食欲もなく、ときどき胃が痛むし、体重もかなり減っているとのことでした。私は「健康診断を受けるヒマがあったら、すぐ消化器内科に行ってください」と伝えました。

女性の場合はまた、女性ならではの理由もあります。

二〇代のある女性は、二年ほど前から残尿感が続いているというので、慢性膀胱炎を疑い、「泌尿器科には行きましたか」と聞くと、「行ってません。行きたくないのです」と答えました。理由を聞くと、「何をされるか不安だし、見られたくないし、恥ずかしいから」と言います。

「見られるほうはそうかもしれませんが、診るほうはいやというほど見てますから、何も感じないし、所見以外には興味もないし、覚えてもいないですよ」と伝えてみましたが、納得しないようすでした。

「自分で漢方とか市販薬で治そうとするのはよくないでしょうか」

「そうですね。かえって悪くなることもありますから」

そう話しても、なお決心がつかないようでした。

別の三〇代の女性は、右の下腹を押さえると痛いと言い、不正出血が続いていると言いました。いつからかと聞くと、二〇歳ごろからと言うので、「婦人科は受診していますか」

と聞くと、「行ってません。病院は嫌いなので」との答え。「診察されるのがいやなんです」と言うので、無理に受診を勧めませんでしたが、悩ましいところです。医者なら無理にでも受診させるべきだと言う人もいるでしょうが、私はそういう説得には躊躇《ちゅうちょ》します。医学的事実のみを掲げて、いやがっている人にあれこれ押しつけることが絶対的に正しいかどうか自信が持てないからです。

眼球に美醜なし

問診が終わったら、次は受診者の両目の下まぶたを押し下げて目を診ます。

何を診ているかというと、眼球結膜に黄疸《おうだん》の徴候が出ていないか（つまり、白目が黄色くなっていないか）と、眼瞼《がんけん》結膜に貧血の徴候がないか（つまり、下まぶたの赤目の色が薄くなっていないか）を診断しています。

しかし、これはまったくのパフォーマンスで、黄疸も貧血も血液検査で簡単かつ正確にわかります。目を診るのは、血液検査が実施される前の一九世紀の診察の名残です。それに健診を受けに来られるくらい元気な人で、黄疸が出るほど肝臓が悪い人や、造血剤をのまなければならないほどの貧血の人はめったにいません。だから、私の興味はほかのことに向かいます。

たとえば、顔の印象は目で決まると思っていましたが、目の診察をしていると、その考えがぐらつきます。まぶたを押し下げて見る目の黒目の部分（虹彩《こうさい》）は、だれしもほぼ正円で、大きさも直径一一ミリ前後だからです。どんな容貌《ようぼう》の人の黒目を見ても、ほぼちがいは感じられません。大きさにちがいがあるとしても、せいぜい一ミリ内外で、顔全体に雲泥の差をもたらすとはとても思えません。

私は若いころ麻酔科医として、眼科の眼球摘出術の麻酔をかけましたが、そのときに見た眼球は、鬼太郎《きたろう》の目玉おやじそのもので、元の顔の印象はどこにもありませんでした。つまり、眼球には美醜がないということです。

では、容貌のちがいはどこからくるのか。それはまぶたと眼裂（目の切れ目）の造作ということです。まぶたは一重より二重のほうが目がパッチリ見えますし、眼裂の幅広いほうが目は大きく見えます。また、まつげやまぶた周辺の影の具合で、目はくっきり見えたりします。だから、美容整形で一重のまぶたを二重にしたり、眼裂を広げたり、腫れぼったいまぶたの脂肪を取り除いたりします。つけまつげやアイシャドーで目の印象を強めるのも同様です。

今はつけまつげよりマツエクが主流で、ときに仕事や日常生活に差し障りそうなほど長いエクステンションをしている人もいます。顕微鏡や双眼鏡を使う仕事の人は、マツエクが長すぎると接眼レンズがのぞけないでしょうし、汗をかいたあとでも、顔を思い切り洗う快感は得られないでしょう。

甲状腺ホルモンの働き

目を診たあとは、口を開けてもらって口腔《こうくう》内を診ます。以前は舌圧子《ぜつあつし》で舌を押し下げたり、「あー」と声を出して軟口蓋《なんこうがい》（口腔と鼻腔の境目）を持ち上げてもらい、上咽頭《いんとう》を観察するなどしていましたが、あまり意味がないので、私はそんな面倒なことはしません。

何を診ているのかといえば、何も診ていないというのが正直なところです。

もちろん、口内炎とか、まれに舌がんなどが見つかることもありますが、そういう患者さんはたいてい症状から自分でわかっています。扁桃腺が大きい人もいますが、それも別にどうということはありません。舌苔《ぜったい》が分厚いとか、まだらだとか、色が黒いとかもありますが、それで胃腸の状態を判定することはありません。東洋医学では所見として重視されるようですが、それもバリウムの造影検査や内視鏡で胃腸を精査できなかった時代の名残でしょう。

ペンライトで口腔を照らして何人もの口腔を見ていると、やはり個人差があることに気づきます。広さや幅や奥行きだけでなく、粘膜の色調、厚さ、膨らみなどにもちがいがあります。

もっとも興味深いのは口蓋垂、いわゆるのどチンコで、多くは先端が膨らんで垂れていますが、膨らみが大きくてパンチングボールのようなもの、膨らみが二つで逆さハート形になったもの、蛇の舌のように先が割れているもの、棒状のもの、先端が尖《とが》ったものなど、個性的な形が見られます。

歯科は専門ではありませんが、歯もいろいろあります。八重歯、出っ歯、乱杭歯《らんぐいば》。たいていの人は虫歯の治療で詰め物がありますが、中高年できれいな歯の人がいたので、歯磨きの秘訣《ひけつ》があるのかと思って聞くとインプラントでした。

口腔を診終わると、次は首を診ます。両手を首にあてがい、親指で顎《あご》の下から鎖骨の上近くまでたどっていきます。唾液《だえき》腺やリンパ腺の腫脹《しゅちょう》、甲状腺腫の有無を診るのです。

甲状腺腫は若い人、特に女性に多く、健康診断の場でもときどき見つかります。例によってたいていは問題ないのですが、見つけたからには説明しなければなりません。甲状腺を知っている人は大まかにいって約半分ですが、甲状腺ホルモンの働きについてまで知っている人はほとんどいません。甲状腺腫は全体に腫れているので、ホルモンが出すぎている場合と、逆に不足している場合が問題になります。

甲状腺は首の前面にある内分泌腺で、首を護る甲冑《かっちゅう》に形が似ているところからそう名づけられたようですが、実物は蝶《ちょう》の形のほうがよく似ています。

甲状腺ホルモンの働きは、一言でいうと代謝を活発にすることです。ですから、ホルモンが出すぎると、体温が上がり、汗をかきやすくなったり、脈が速くなったり、髪の毛が抜けやすくなったりします。この状態が「甲状腺機能亢進症《こうしんしょう》」で、別名「バセドウ病」です。一九世紀にこの病気を発見したカール・アドルフ・フォン・バセドウにちなんだものですが、バセドウ先生の偉いところは、未《いま》だ甲状腺ホルモンの測定ができない段階で、頻脈、甲状腺腫、眼球突出（バセドウ先生のクリニックがあった場所にちなんで、「メルゼブルク三徴」と呼ばれます）のある患者を甲状腺の病気だと見抜いたところです。

逆に、甲状腺ホルモンが足りない状態は「甲状腺機能低下症」で、代謝が落ちるため、低体温で身体がむくみ、活動性が落ちて、髪が濃くなったりします。バセドウ病ほど有名ではありませんが、これも発見者にちなんで「橋本病《はしもと》」（二〇世紀初頭に病理学者の橋本策《はかる》が報告）と呼ばれます。

ホルモンが出すぎても足りなくても、ともに甲状腺が腫れるので、正確には血液検査でホルモンを測らなければどちらかわかりません。しかし、ホルモンの働きを知っていれば、正反対の症状が出るので問診でも見当がつきます。

ホルモンが基準値内であれば、甲状腺が腫れていても、それは単に個人差ということで問題にはなりません。

甲状腺にはがんもありますが、この場合は全体が腫れるのではなく、一部にしこりとして触知されます。

心臓の音は何なのか

首の診察が終わると、次は胸に聴診器を当てることになります。

いかにも医者の診察というイメージですが、聴診器でいったい何がわかるのか。

聞こえるのは呼吸音と心音です。

呼吸音は空気が肺を出入りするときの摩擦音で、医学部で習ったのは「湿性ラ音（ゴボゴボ）」「乾性ラ音（ゴーゴー）」「捻髪音《ねんぱつ》（プチプチ）」「笛音（ヒューヒュー）」などですが、そんな音がするのはかなり重症の肺炎や気管支炎、喘息《ぜんそく》などの人ですから、健康診断には来ません。それにいくら厳密に聞き分けたところで、胸部X線撮影をすればはるかに正確にわかるので、ほとんど意味はありません。

それでも私は一応、上下左右、四か所の音を聴くようにしています。

心音は心臓の音ですが、このドクンドクンいう音（生理学の教科書的には「lub dub」と表現されます）が何の音なのか、知っている人は意外に少ないのではないでしょうか。

これは心臓に四つある弁（三尖《さんせん》弁、僧房弁、大動脈弁、肺動脈弁）が閉じるときの音です。収縮期に閉じるのが三尖弁と僧帽弁、拡張期に閉じるのが大動脈弁と肺動脈弁です。いずれもきっちり閉じないときや、弁が硬くなっているときは、逆流が起こって「ザーッ」という雑音が混じります。弁の位置はだいたい決まっていますから、本来なら四か所に聴診器を当てて聴くべきですが、私は三か所にしています。なぜなら、これも心エコーで検査をすれば、たちどころに診断できるからです。

もう一つ心音に雑音が混じるのが中隔欠損症で、左右の心房または心室の壁に穴が開いている状態です。これは生まれつきのことがほとんどですから、健康診断を受けに来た段階で雑音が聞こえるということは、穴が小さく、日常生活には支障がないということです。

ちなみに穴の大きさと雑音の大きさは比例せず、穴の位置によっては小さくても大きな音がします。生まれつきですから、本人も知っていることが多く、「心雑音がありますね」と言うと、「心室中隔欠損症です」などと、専門用語で答えてくれます。

聴診をするとき、「大きな息を繰り返してください」と言いますが、これも一応、言っているだけで、あまり意味はありません。呼吸音から心音の聴診に替えるとき、「ふつうの息でいいですよ」とも言いますが、これも意味はありません。なんとなく診察している感じを出しているだけです。

聴診器の当て方

聴診器を当てるとき、チェストピースは胸にきつく密着させるのがいいのか、軽く当てるのがいいのか、どちらでしょう。答えはどちらでも同じです。多少の差はありますが、目くじらを立てるほどではありません。私はできるだけ軽く当てるようにしています。そのほうがプロらしく思えるからです。あまり必死に押しつけると、素人くさいでしょう？

また、聴診をするときは、視線を下げて少し首を傾げます。こうするといかにも耳に神経を集中しているような感じになり、受診者さんに好印象を与えます。聴診なんか何の意味もないと本音を思い浮かべながら、おざなりにやると、すぐ受診者に伝わり、「しっかり診てくれなかった」とあとで苦情を言われたりします。

困るのは「大きな息を繰り返して」と言うと、思いっきり吸って、思いっきり時間をかけて吐く人です。その間、約三十秒。そんな長い時間、同じところで聴いていられません。そういうときには、適当にチェストピースを動かします。すると、相手は不審な顔で呼吸を早めたりします。

胸部X線撮影や心エコーがあるのだから、聴診のような無駄なことは早くやめられたらいいのですが、なかなか理解は得られないようです。

ちなみに私が勤務している健診センターでは、聴診のとき男性は検査着を持ち上げてもらいますが、女性は検査着の下から聴診器を入れて、胸を露出しなくてもいいようにしています。そのため、チェストピースを当てる場所が不明確になり、心音の聴取などいい加減になります（別に問題ありません）。

男性の場合は胸をはだけますから、胸郭の形だけでも千差万別です。鳩胸《はとむね》、漏斗胸《ろうときよう》（中央がくぼんだ胸）、樽《たる》形、扁平形などで、乳首の位置や大きさ、副乳（第三、第四の乳首）のある人、胸毛も直毛、巻き毛、逆毛（上向き）などさまざまです。最近は胸毛を剃《そ》っている人もいて、胸毛の濃い人はすぐカミソリがダメになるだろうなと、人ごとながら同情したりします。

中国人の若い技能実習生を診察したとき、胸にいくつも赤いあざがあり、勤務先で暴力か虐待を受けているのではと一瞬、緊張しました。事情を聞くと、暴力などではないようですが、はっきりと理由を言いません。すると、横にいた看護師さんが「キスマークですよ」と耳打ちしてくれました。男性にも聞こえたようでうなずいています。なんと激しい愛情かとあきれていると、彼が出て行ったあとで看護師さんがさらに教えてくれました。

「浮気予防ですよ。ほかで服を脱げないように」

若い受診者には、刺青《いれずみ》をしている人もときどきいます。ファッションタトゥーが主流ですが、看護師さんによると、刺青は無視せず、リアクションをしたほうがいいそうです。見せたくてしているのだからと。

ほかにも腹部触診のときにヘソピアスがあったり、舌ピアスや眉毛《まゆげ》ピアスなどもあったりします。「すごいね」とか、「かっこいいね」などと言うと、たいてい明るい反応が返ってきます。

「特に異常ありません」の意味

健診のコースによっては、胸の聴診のあと、診療台に横になってもらい、腹部と下肢の診察をします。

仰向《あおむ》けの状態で軽く膝《ひざ》を曲げ、検査着の前を開いてもらい、まずは打診をします。左手を腹に当て、右手の中指でスナップを利かせて、左手の中指の第一関節をトントンと叩《たた》きます。これでいったい何がわかるのか。皮膚の下が実質であると鈍い音、液体だと柔らかい音、空気だと太鼓のような音がします。場所によって音がちがうので、受診者はいかにも何か診断してもらっているように感じるでしょうが、実際は何もわかりません。腹水が溜《た》まっていると、波動を感じることもありますが、そんな人は健康診断には来ません。

打診のあとは左右の季肋部《きろくぶ》（肋骨の下縁）に手を当て、お腹を膨らませるような呼吸をしてもらいます。そうすることで、右側は肝臓、左は脾臓《ひぞう》の腫れを診断するのです。超音波診断をすればもっと簡単に、もっと正確にわかるのになと思いながら、真剣な顔でやります。いい加減だとすぐ相手に伝わるからです。

最後に、下腹部を指でぎゅうっと押さえて、パッと離します。それでビクッと痛みがあると、腹膜刺激症状といって、腹膜炎のサインです。しかし、腹膜炎を起こしている人が健康診断に来るはずもなく、ほぼ全員が「痛みはないです」と答えます。

こんなこともサービスでしてあげることで、受診者はしっかり診てもらっていると感じるのです。医者の側も、自分たちが特殊技能集団に所属していることの証明になるので、まったくのパフォーマンスですが、だれもやめようと言い出しません。

腹部の診察を終えたら、「ちょっと脚も見ておきますね」などと言いつつ、検査着の裾《すそ》をめくって、脛骨《けいこつ》の前面を指で押します。ここは皮膚と骨が比較的密着しているので、浮腫（むくみ）があるとへこんでもどらないのです。太っている人は、脛骨前面にも脂肪がついていますが、この場合は指で押さえてへこんでもすぐにもどります。

下肢の浮腫は年齢的変化のほか、心不全や腎不全で起こりますが、健診を受けに来られるくらいなら、多少むくんでいてもどうということはありません。

さて、以上で健診の診察は終わりで、たいていの場合、受診者に「特に異常はありません」と告げます。

ホッとする人、当然だという顔をする人、反応はいろいろですが、これはあくまで診察で異常な所見がなかったという意味で、完全に正常という意味ではありません。

今後、健康診断はＡＩが担当するようになるのではという意見があります。データの解析や判定は、人間よりＡＩのほうがはるかに正確で迅速だからです。そうなれば、聴診や腹部触診などの無駄な診察はなくなるでしょう。

しかし、最初の医者による問診だけは残るような気がします。ＡＩではとても対応できない突拍子もない心配や相談が出るからです。先に書いたような奇妙な問いが返ってきたとき、ＡＩは混乱せずに、人間らしい温かみのある対応ができるでしょうか。

高血圧だとなぜ悪いのか

健康診断では血圧が高いことを気にする人が増えました。先に述べたように、高血圧の基準がどんどん厳しく設定されつつあるからです。

私の年長の知人は、高血圧恐怖症ともいう状態で一日に何度も血圧を計り、一二〇前後でないと自分を許せず、服薬もいやなので、食事療法や運動療法に励み、気に入る値が出るまで深呼吸して血圧を計ったりしています。

健診の問診でも、「今日計ったら、一四〇を超えていました。今までそんな高い値が出たことがないのにどうしたんでしょう」などと、真顔で心配する人もいます。

血圧が高いとなぜよくないのか。それを十分に理解して血圧を気にしている人は、どれほどいるでしょうか。

高血圧がよくない理由は、動脈硬化の危険性が高まり、心筋梗塞や脳梗塞などの重大な病気につながるからです。

しかし、動脈硬化は血圧だけで引き起こされるのではありません。喫煙、肥満、高コレステロール血症、糖尿病、運動不足、遺伝的体質などが影響します。これらを危険因子といいますが、該当するものがいくつかある場合は、血圧を下げておいたほうがいいでしょう。しかし、タバコも吸わない、肥満もしていない、コレステロール値も正常、糖尿病もなく適度な運動もしている人で、身内に心筋梗塞や脳梗塞になった人もいないのなら、血圧が基準値を超えていても、あまり心配する必要はありません。むしろ中高年の場合は、血圧を低めにすることで、脳梗塞などの危険性が高まることもあります。ですから、危険因子の少ない人は、血圧は今の厳しすぎる基準に合わせる必要はないと思います。

コレステロールも同じで、ほかの危険因子がない場合は、ことさら基準値内に入れるため食事制限をしたり、ましてや薬を飲んだりする必要はまったくありません。

それぞれの学会のずるいところは、全体の危険因子を無視して、自分たちの基準だけを押しつけてくることです。

もちろん、人間の健康には偶然の要素もありますから、危険因子が少なくても脳梗塞や心筋梗塞になる人もいますし、危険因子が満載でも長生きする人もいます。それは致し方のないことで、それを人間の力で変えることはできません。

健康人を病人に誘うシステム

健康診断を受ける人は、健康であることを確認するために受けるのでしょう。受診者はそのつもりでしょうが、健診をする側はそれだけではありません。検査をすることで異常を見つければ、再検査や治療の対象者が増える。つまり、業界の顧客を増やすチャンスという側面もあるのです。

医療というのはパラドキシカルな業界で、病気を治すことを目的としながら、病気が治ると収益が減るというアンビバレントな状況にあります。だから、医療が発展して患者が少なくなると、困るという痛しかゆしの側面があります。

そんな本当のことは、もちろん医療者は口にしません。逆に医師会などは、「一人でも多くの人が健康になることを目指して」みたいなスローガンを掲げたりします。でも、本当にみんなが健康になったら、困るのは医療者です。

そこで目をつけたのが、予防医学という広大な埋蔵資源の領域です。患者さんがより安全に、より安心に暮らせるようにと、さまざまな検査の基準値を厳しくして、それまでのゆるい基準なら健康と判断された人を、どんどん病人と判定しています。されたほうも、専門的な情報や説明で納得させられ、ときには感謝さえする始末。

医療者はみんなそのカラクリを知っていますが、業界に不利になるようなことはだれも言いません。迂闊に健康診断なんかいらないなどと言うと、世間や医療界から「それで患者が増えたらどうする」、「手遅れになったらどうする」、「責任は取れるのか」などと、反論困難な攻撃が飛んできます。

健康診断に否定的なことばかり書いてきましたが、健康診断で安心する人も多いでしょうし、健康診断のおかげで病気が見つかり、早めの治療が功を奏した人ももちろんいます。だから、全否定するつもりはありません。

ただ、何事にもよい面と悪い面があるように、健康診断にもよい面と悪い面があることを知る必要があると思うのです。

症状もなければ治療の必要もない「異常」を見つけて、精密検査を勧めたり、医療機関の受診を勧めたりするのは、やはり無駄で迷惑なことだと思います。

ダブルのバイアス

健康診断の判定をする医者からすれば、いちばん避けなければならないのは見落としです。たとえば胸部X線撮影で、肺に気になる影があったとき、たぶん大丈夫と思っても、万一のことを考えると、精密検査を勧めることになります。本当は異常なしと判定して、受診者を安心させてあげたいと思うのですが、万一、初期のがんで、見落としたため治療が遅れたら、医療ミスとして糾弾される可能性もあります。そう考えると、やはり「要精密検査」と判定するほうに傾きます。さらに精密検査の設備もあるところは、「要精密検査」と判定すれば、患者が増えるという側面もあります。つまり、ダブルのバイアスがかかっているのです。

その結果をもらった受診者は、健康であることを確かめるために行った健康診断で、「要精密検査」と判定され、ショックを受けます。コメントには「たぶん大丈夫だと思うけど」とは書かれません。そんなことを書くと、それで安心して検査に行かない人が出てきて、手遅れになるとまた責任問題になるからです。

というわけで、安心のために受けた健康診断で、ハラハラドキドキさせられ、病院に行って長い待ち時間にイライラし、すぐに検査してもらえず、診察を受けて、予約を取って、検査を受けて、また改めて結果を聞きに行くという時間的、経済的、心理的負担をこうむるという側面が、健康診断にはあります。

それでも先にも述べたように、健康診断で早めの治療が功を奏することもあることを忘れてはなりません。

健康診断を受けるべきか否か。それはこのような実態を知った上で決めるのがいいでしょう。

ちなみに私は受けていません。

第三章　メタボ健診の功罪

メタボ健診とは

厚労省が推進するメタボ健診、正確には「特定健診」は、生活習慣病の予防のために、メタボリックシンドロームをターゲットとして、四〇歳から七四歳の人を対象に行われる健康診断です。

生活習慣病とは、食事や運動、喫煙や飲酒などの生活習慣によって発症・悪化する病気のことで、以前は「成人病」と呼ばれていましたが、年齢より生活習慣のほうが影響が強いということで、呼び名が変更されました。具体的には高血圧、糖尿病、心筋梗塞《こうそく》、脳梗塞、脳出血、肝硬変、がんなどが含まれます。

メタボリックシンドロームは、生活習慣病を悪化させる要素として、「内臓肥満」に着目したもので、日本では二〇〇五年に基準が発表されました。

肥満には二種類あって、同じ太っている人でも、皮下脂肪が分厚い人と、内臓脂肪（腸間膜や心臓の周囲にへばりつく脂肪）の多い人（＝内臓肥満）では、身体への影響がまるでちがいます。

内臓脂肪の多い人は、脂肪細胞から過度に分泌される遊離脂肪酸や、アディポサイトカインという生理活性物質（生命現象に関わる生体内の化学物質）のせいで、インスリンへの抵抗性が高まるため、糖尿病になったり、脂質代謝異常のために高脂血症になったり、血圧上昇効果のために高血圧になったり、直接、動脈硬化を進めたりして、狭心症や心筋梗塞、脳梗塞、脳出血などを引き起こす危険性が増します。

そこで内臓脂肪を減らし、血圧や血糖値、中性脂肪やコレステロールを適正にコントロールしようというのが、メタボリックシンドロームの発想です。

日本の基準を表に示しますが、あとで述べるようにこれは日本独自のもので、世界共通ではありません。

基準には「必須項目」と「選択項目」があって、「必須項目」が基準内なら、「選択項目」がいくら異常でも、メタボリックシンドロームとは診断されません。

では、なぜそれほどウエスト周囲径、いわゆる腹囲にこだわるのでしょうか。

診断基準に対する疑問・その1

メタボリックシンドロームは、内臓脂肪に着目した概念ですから、本来ならば内臓脂肪の量を診断基準にすべきです。内臓脂肪は直接計れませんから、心臓の周囲と腹部全体の

表1．メタボリックシンドロームの診断基準

必須項目		（内臓脂肪蓄積） ウエスト周囲径	男性≧85cm 女性≧90cm
		内臓脂肪面積　男女ともに≧100cm^2に相当	
選択項目 3項目のうち 2項目以上	1	高トリグリセライド血症 かつ／または 低HDLコレステロール血症	≧150mg/dL ＜ 40mg/dL
	2	収縮期（最大）血圧 かつ／または 拡張期（最小）血圧	≧130mmHg ≧ 85mmHg
	3	空腹時高血糖	≧110mg/dL

ＣＴスキャンを撮って、合計しなければなりませんが、時間と経費と被曝《ひばく》量を考えると、とてもそんなことはできません。いろいろ研究した結果、ヘソの高さの内臓脂肪が生活習慣病の悪化に相関することがわかりましたが、それでも健診でその部分のＣＴスキャンを撮るわけにもいかず、苦肉の策として代用されたのが、ヘソの高さの腹囲、すなわちウエスト周囲径となったのです。

　ここで当然の疑問として、皮下脂肪の分厚い人と、そうでない人はどう見分けるのかという問題が出てきます。先にも述べた通り、皮下脂肪で腹囲が大きくなっても、生活習慣病にはあまり関係しないからです。

　逆に、内臓脂肪が多くても、皮下脂肪が薄ければ、腹囲は基準内ということになって、メタボリックシンドローム（以下メタボ）が見落とされる可能性もあります。

さらに、だれが考えてもわかる疑問に、身長の要素が診断基準に含まれないのはなぜかということがあります。

背の高い人は当然、大柄になるので、背の低い人に比べて腹囲も大きくなるはずです。しかし、メタボ健診では一律なので、背の高い人には厳しい基準になっています。

なぜ、メタボ健診では身長の要素を無視するのかについては、いろいろ調べましたが、はっきりした理由は見当たりませんでした。身長を加味すると補正がむずかしいとか、診断基準が複雑になって、簡便性や効率性が損なわれるとかの理由があるようですが、今ひとつスッキリしません。腹囲だけでなく、腹囲と身長の比率を指標にすれば、身長の要素も簡単に加味できるはずです。私が聞いた噂では、パイオニアの研究者が、腹囲と内臓脂肪に関するデータを集めるとき、身長の要素を忘れたためということでした。

診断基準に対する疑問・その2

同じく腹囲に関する疑問ですが、男性と女性を比べると、当然、女性のほうが小柄だし、ウエストもくびれている印象があるのに、日本の基準では、男性が八五センチ、女性が九〇センチと、女性のほうがゆるくなっています。

国際的に見て、女性にゆるい基準を決めているのは日本だけで、アメリカやイギリスでは、うらやましいことに、男性は一〇二センチまでＯＫとされています（女性は八八センチまで）。英米人と日本人は、そんなに体格がちがうのでしょうか。もしも、日本もこの基準で見たなら、メタボの人はかなり減ることでしょう。

ちなみに、ドイツやフランスなどは国際糖尿病連合（ＩＤＦ）の基準で、男性九四センチ以上、女性八〇センチ以上が肥満と判定されます。ＩＤＦは日本を含め、中国や南アジアの国の基準を男性九〇センチ、女性八〇センチとしていますが、日本の学会はそれを無視してあくまで独自の基準を貫いています。

それにしても、腹囲のように恣意《しい》的に変えられるデータを「必須項目」にすることに、どれほどの信頼性があるのでしょう。

私は一度、思い切り腹部を膨らませたときと、逆にへこませたときで測ってみましたが、一三センチもの差がありました。もちろん、八五センチをまたいでいます。身長や体重の測定値はいくら頑張っても動かせませんが、腹囲はこれだけ動かせるのです。多くの人が、測定時に腹を引っ込めているであろうことは、想像に難くありません。

診断基準に対する疑問・その3

「選択項目」の脂質では、トリグリセライド（中性脂肪）とＨＤＬコレステロールが問題にされています。

私は脂質代謝の専門家でないので、一般医としての素朴な疑問ですが、中性脂肪を基準にするのはいいとして、なぜＬＤＬコレステロールではなく、ＨＤＬコレステロールを問題にするのでしょうか。

ご存じの通り、コレステロールには「善玉」と「悪玉」があり、「悪玉」は動脈の壁にコレステロールを蓄積させ動脈硬化を強め、「善玉」は動脈の壁からコレステロールを剝《は》がして肝臓に運んで代謝し、動脈硬化を阻止してくれます。「善玉」がＨＤＬコレステロールで、「悪玉」がＬＤＬコレステロールです。ＨＤＬ、ＬＤＬというのは、コレステロールと結合するリポプロテインというタンパク質で、水に溶けない脂質であるコレステロールを、血液中に溶かす役割を担っています。ＨＤＬは高比重のもの、ＬＤＬは低比重のものです。

多くのデータが基準値以下を正常としているのに対し、「善玉」であるＨＤＬコレステロールは四〇㎎／dl以上を正常としています。

「善玉」が少ないとメタボの心配が高まるのはわかりますが、「悪玉」が多いか少ないかのほうが重要ではないのでしょうか。

診断基準に対する疑問・その4

「選択項目」のうち、血圧の上が一三〇以下でないとダメというのは、キツすぎませんか。

私は毎回、オーバーしていました。

年齢プラス九〇だと今は一六〇手前なんですから。

メタボ健診のペナルティ

前章の最後に私は健診を受けていませんと書いたのは、現在およびこれからのことで、去年までは福祉系の大学に勤務していましたので、毎年、メタボ健診を受けていました。

ほんとうは受けたくないのですが、受けないと共済組合に迷惑がかかるので、仕方なく受けていたのです。

特に症状もないのに、検査の報告書で正常だといわれても別にありがたくないし、どちらかといえば、検査で半日つぶれるほうがいやです。いつも基準値を超える血圧や、LDLコレステロール（メタボの基準には含まれませんが、検査項目に入っています）で、あれこれ注意を書かれることにもムカつきます。

報告書にはイラストつきで検査の異常に関して、脅かすようなことがいっぱい書いてあります。私は腹囲が年によって基準値を出たり入ったりしていたので、八五センチを超えた年は「予備軍」と判定され、すぐにも医療機関を受診して、望ましい治療と生活習慣の指導を受けるよう勧められます。だれが受けるもんかと、即、報告書を引き出しの奥に放り込んでいましたが、一般の人が読めば、すぐにでも医療機関に行ったほうがいいように書いてあり、ほんとうにあざといなと思ってしまいます。

共済組合に迷惑がかかるというのは、メタボ健診にはペナルティがあるからです。

厚労省の「二〇二〇年度の後期高齢者支援金の加算・減算について」には、こうあります。

「〈加算（ペナルティ）の計算方法〉

２０１８〜２０２０年度の後期高齢者支援金の加算は、特定健診57・５％（総合は50％）未満、保健指導10％（総合は５％）未満を対象範囲とし、各年度ごとに対象範囲と加算率を設定」

すなわち、対象者の半分以上がメタボ健診を受けない場合や、保健指導の対象者の一〇パーセント以上が指導を受けないと、その自治体や企業の健康保険組合への後期高齢者支援金を、最大で一〇パーセントカットするというのです。だから、該当者（四〇歳から七四歳）は、メタボ健診を受けるよう指導されますし、メタボ該当者や予備軍は特定保健指導を受けるよう無言の圧力がかかります。

メタボ該当者や予備軍が多いと、それだけ特定保健指導の対象者が増えるので、肥満している人は冷たい目で見られたり、差別やいじめの対象になることもあり得ます。

ペナルティを逃れるためには、メタボの非該当者が多く受けてくれるほうがありがたいので、そういう人の受診が積極的に勧められ、逆に受けたほうがいい人にはあまり積極的に勧められなかったりもします。

厚労省はなぜペナルティまで設けてメタボ健診を受けさせようとするのでしょうか。

それは同省が国民の健康と、医療費の削減を真剣に考えているから、とも考えられますが、今ひとつ説得力に欠ける気がします。どうしてもウラにその状況が好都合な勢力というか、業界の存在を感じてしまうのは私だけでしょうか。

必要な人ほど受けない

厚労省の統計によれば、二〇二〇年度はメタボ健診の対象者で健診を受けたのは五三・四パーセントで、メタボ該当者はそのうち一八・一パーセントだそうです。予備軍は一四・六パーセントで、合計三二・七パーセント。約三人に一人の割合です。しかし、健診センターで診察をしているときの印象では、四〇歳以上の特に男性は、少なくとも半分以上、腹囲が八五センチ以上あるように思えます。ということは、太っている人の中にはメタボ健診を敬遠する人が多いのではないでしょうか。

その気持ちはわかります。

メタボ健診を受ければメタボと判定される可能性は高いし、判定されれば医療機関を受診して、特定保健指導を受けなければならなくなります。医師、保健師、管理栄養士の面接を受け、目標と計画を立てて、生活習慣の改善に取り組まなければならないのです。

そこで言われることは、カロリー制限、食事内容の制限、間食の禁止や寝る前の食事の禁止、運動、十分な睡眠と気分転換、それに禁煙・禁酒または節酒などで、はじめからわかりきったことばかりです。それができたらこんなに太りませんよと、のどまで出かける人がほとんどではないでしょうか。仕事の都合、家庭の事情、人間関係、運不運、持って生まれた体質などで、メタボになっているわけで、知識がないからメタボになったわけじゃない。それなのに、専門家から教え諭すようにいやなことを言われるのが特定保健指導です。二〇二〇年度の該当者のうち、特定保健指導を終了した人は二三・〇パーセントだそうです。四人に三人以上が受けていないことからも、その実態が想像されます。

メタボや予備軍と判定されれば、特定保健指導を受けろとプレッシャーがかかります。それなら健診などはじめからスルーするにしくはない。つまり、必要な人ほど受けないということです。

実際、私は十五年間、メタボ健診を受け続けましたが、現場ではひと目見ただけで、「健康」と太鼓判を押せるような人がほとんどで、見るからにメタボ体型という人にはめったにお目にかかりませんでした。

メタボ判定を逃れるウラ技

メタボの診断基準で腹囲が「必須項目」であることを逆手に取って、メタボの判定を逃れるウラ技があります（腹囲の大きすぎる人は対象外）。

腹囲の測定のとき、腹をへこめて測ってもらおうとする人は多いでしょう。それを阻止するため、測る側はたいていこう言います。

「大きく息を吸って、はい、吐いて」

で、吐いた瞬間に測るのです。

大きく息を吸う、すなわち深呼吸は、通常、胸を大きく広げる呼吸、いわゆる胸式呼吸で行います。この場合は息を吸ったときに腹がへこみ、吐いたときに脱力して横隔膜が下がり、腹が出た状態になります。そこを測られるわけです。

呼吸には胸式呼吸のほかに腹式呼吸があります。これは吸うときに横隔膜を下げる呼吸です。だから吸うときに腹が出ます。そして、吐くときには横隔膜が脱力して上がるので、腹がへこみます。

ですから、測定のとき、「大きく息を吸って」と言われたら、腹式呼吸で深呼吸すればいいのです。すると「はい、吐いて」で測られるとき、腹がいちばんへこんだ状態になります（実際に試すとわかります）。

深呼吸が胸式か腹式かまでチェックする看護師さんは少ないでしょうから、腹囲が少しオーバーしているくらいの人なら、これで基準値をクリアできます。腹囲さえ基準以下なら、血圧が高かろうが、血糖値やコレステロール値が異常だろうが、メタボと判定されることはありません。

メタボ健診は医療費削減につながるのか

厚労省がメタボ健診をはじめた大きな理由は、それが将来の医療費の削減につながる可能性が高いからです。

日本の医療費は年齢別に見ると、六五歳以上が六〇パーセント以上を占めています。がんをはじめ、心筋梗塞や脳梗塞、脳出血など重篤な病気が増えるからです。

そのうち、心筋梗塞や脳梗塞、脳出血などは、若いころから生活習慣を改善することで重症化のリスクが減ります。だから、メタボ健診で重症化を予防すれば、将来の医療費の削減につながるというのが、厚労省の論理です。

しかし、その将来の削減額がいくらになるのかは、だれにもわかりません。かたや特定健診は自己負担はゼロですが、決してタダではなく、保険者や事業主が負担しています。この額より将来の削減額が大きい場合にのみ、効果ありということになります。医療費削減の効果をねらってはじめたけれど、削減になるかどうかはわからず、わかっているのは健診業界に先払いで経費が支払われているということです。

特定健診がはじまったのは二〇〇八年ですから、今年で十七年目。そろそろ効果が現れてもいいころだと思いますが、日本の医療費は二〇一九年まではずっと増え続けていました。しかし、二〇二〇年度は前年比マイナス三・二パーセントで減少に転じました。今後、どうなるか見ていく必要があります。

医療費の増減にはさまざまな要素が関わっていますから、メタボ健診だけの効果を判定することはできないので、もちろん、有効とも無駄とも決めつけることはできません。

肥満や喫煙や暴飲暴食や睡眠不足やストレスが健康に悪いことは、だれでもわかることです。それでも改められない人が、メタボ健診を受けて自らの不健康を数字で突きつけられることで、はじめて真剣に対応できるということもあるでしょう。

そのためには公費をつぎこんでも惜しくはない。そう考えると、国と医療業界は何と親切なのだろうと思います。

第四章　現代の健康

メディアの力

現代の健康を考えるとき、まず思いつくのがメディアの力です。健康診断の診察でもそれを如実に感じることがあります。

まずはテレビ。

たとえば、ある五〇代の神経質そうな男性は、健康上、気になることを聞くと、「ソファでうたた寝をしてしまうのが心配です」と答えました。

理由を聞くと、「NHKの『ガッテン!』で、疲れてうたた寝をするのは、脳の血管に問題があるからと言ってたので気になって」と言います。

「そういう場合もないことはないですが、たいていはちがいます。年齢的な変化もあるでしょう」と言うと「五〇歳を超えたらソファでうたた寝するようになるんですか」と聞いてきました。

「そうともかぎりませんが……」と答えましたが、うたた寝と脳血管障害の関係が気になって仕方ないようでした。

別の五〇代の男性は、「最近疲れやすいので、糖尿病が心配です」と言うので、前回の検査結果を見ると、血糖値は高くありません。

「この値なら糖尿病ではありませんよ。疲れやすくなったのは年のせいでしょう」と言うと、「でも、急に目が見えなくなることがあるのでしょう。テレビで言ってました」と不安そうな表情を浮かべます。

「よほど悪化するまで放置した場合はそうなることもありますが、急にはなりません」と説明すると、なんとか安心したようすでした。

糖尿病に関しては、六〇代のある男性は、診察室に入ってきたときから不機嫌そうで、問診をすると、「糖尿病が気になるんです」と言うので、前回の結果を見ると、基準値以下でした。

「これなら心配ないですよ」となだめると、ムッとしたようにこう言いました。

「糖尿病は食後の血糖値のスパイクを見なければいけないのに、空腹時の血糖など計っても意味はないでしょう」

男性はテレビで仕入れた知識を盾に、健康診断を頭から否定しているようでした。たしかに食後に血糖値が急激に上昇することをスパイクといい、糖尿病の前兆である場合があります。その場合は空腹時の検査だけでは見すごされることがあります。

それを補うための検査がヘモグロビンA1cと呼ばれる検査で、これは直近の一カ月ほどの血糖値の平均と相関するものです。

そう説明して、「スパイクがあっても、ヘモグロビンA1cが基準値以下ですから、糖尿病の心配はないと思いますよ」と言っても、仏頂面でうなずきもしません。医者である私の説明よりテレビのほうを信用しているようで、ちょっと空しかったです。

テレビは視聴率を稼ぐという宿命があるため、ことさら驚くような内容や、意外な情報を前面に押し出します。嘘ではないけれど、極端でめったに起こらない事例を、こんなこともあると突きつけ、視聴者をビビらせます。素朴な視聴者は、驚き、恐れ、大変なことを知ってしまったかのように浮き足立つのです。

開業医泣かせの週刊誌情報

一般の患者さんには、週刊誌の影響も無視できません。

困るのが一時期、頻繁に誌面を賑《にぎ》わせた「のんではいけないクスリ」や、「医者はぜったい受けない手術」「この検査が危ない」などの特集です。

大きな病院などでは、患者さんも医者に遠慮するのか露骨に言いませんが、開業医相手だと、「先生。この薬はのみ続けても大丈夫ですか」とか、「この前出してくれた薬、週刊誌にのむなと書いてありました」などと言うそうです。医者が大丈夫でない薬を出すはずはないと思いますが、どんな薬にも副作用があるので、場合によっては中止したほうがいいものもあるでしょう。

逆に、「医者が勧める長生きの秘訣《ひけつ》」とか「医者がやっている健康法」「医者が教える寿命を三十年延ばす方法」などの特集も罪深いものがあります。

見出しに惹《ひ》かれて中身を見ると、「食事はよく噛《か》んで食べる」「十分な睡眠を」「運動の習慣をつける」など、子どもでもわかるようなものから、「毎朝、一本バナナを食べる」「酒のつまみはキャベツに」「足踏み運動」「血管しごき」「腰もみ入浴」等、ほんとに効果があるの？と疑いたくなるもの、さらには「一日に五回、カカオ七〇パーセントのチョコレートを食べる」などという、かえって身体に悪いのではと思うようなものまであります。

いずれにせよ、買った人はバカを見るようなものですが、高々五百円前後で実際的な秘訣を得ようとするほうが厚かましいのかもしれません。

少し信頼度の高い雑誌では、「健康診断のウラ側」というような暴露的、いや、隠れた側面をフィーチャーするものもあります。こちらは専門家が健康診断の負の側面や、世間の健康常識の謬《あやま》りを明確に指摘していて、納得させられる部分もありますが、あまり信用しすぎて、健康診断を全否定するような極端に走ると困る面もあります（それは本書も同じですが）。

新聞ももちろん嘘は書きませんが、困った情報が多く見られます。

新聞はニュースヴァリューを大事にしますから、新しい検査法や治療法などがよく紹介されます。可能性があるというだけで、実用化にはほど遠いものでも、大々的に紹介されたりしますから、がんや認知症や難病で苦しんでいる患者さんは、すわ、特効薬ができるのかと期待したりしますが、たいていは患者さんの手に届くことはありません。

ネットの医療情報は玉石混淆《こんこう》ですが、有用なものも少なくありません。しかし、「玉」と「石」を見分けるには、ある程度の医学知識が必要ですから、一般の人には利害併存というところでしょう。

特に自分の病気について調べると、冷静な判断ができないので危険です。好ましい情報には飛びつき、心配なことが書いてあると恐れ、徒《いたずら》に無駄な期待と不安を膨らませてしまいかねません。

はびこる健康ビジネス

今の世の中、健康ビジネスは増殖する一方のように思えます。それは需要があるからで、その需要は多くの人々が健康を求めていることによります。

なぜ、それほど健康を求めるかというと、先にも述べたように、日本が自由で平和で豊かだからです。その中で幸福や満足を得るためには、前提としてまずは健康が必要というわけです。

同様に若さも多くの人々が渇望しています。健康と若さへの欲求、これが弱みとなって、怪しげな健康ビジネスが世にはびこる状況になっています。

新聞の広告を見ても、消費者をバカにしているのかと思われるものも多々あります。曰く、「人生を存分に楽しみたいなら○○○を」「九○歳　わたしの元気の源です」「医師の九八パーセントが推薦！」「期待を超えた○○成分」「ずっと元気に歩きたいあなたへ」「毎日のめば生涯現役」「さあ、あなたも今すぐ元気に」「脳の老化を防ぐ革命」「日本初！　これひとつで奇跡の効果」等々、枚挙に暇《いとま》がありません。こんな浅はかな惹句《じゃっく》で、賢い消費者が安くないお金を払うとでも思っているのでしょうか。

いや、思っているのでしょう。新聞広告を出すには相当の広告料がかかりますから、それ以上の売上げが期待できると判断しているのです。

中には医者や研究者が顔出しで、科学的根拠ありとお墨付きを与えているものもあります。あるサプリメントの広告では、もっともらしいグラフを掲げて、さも歴然たる効果があるかのように見せていました。疲労感の度合を減らすのに、サプリメント摂取群と偽薬（プラセボ）摂取群を比較して、前者の折れ線グラフが後者より下がっている（疲労感が減っている）のです。しかし、よく見ると、スタート時点で、すでにサプリメント摂取群が偽薬摂取群より下になっています。両者を比較するなら、同じところからスタートしなければなりません。はじめからサプリメント摂取群を低くしているのは、明らかに不正な操作です。それで○週間後にサプリメント摂取群のほうが下がっているといっても、それはスタート時点の差の影響で、とてもサプリメントの効果とは思えません。

研究者が見たら一目瞭然《りょうぜん》ですが、一般の人には見破られにくいでしょう。だったらこれは詐欺に近い。

ほかにも、棒グラフで効果を印象づけている広告もありますが、ぐんぐん改善しているように見えても、それは横軸を極端に小さく取っていたり、縦軸を極めて大きく取っていたりで、視覚的効果をあざとく強調しているものがほとんどです。

広告ですから、効果的に書くのは当然ですが、一般の人を誤解させるような図や表現はズルいというか、むしろ卑怯《ひきよう》です。

ほかにもよくあるのが、有名女優やタレントが、「わたしは○○を×年、のんでます」と言いながら、元気に歩いている姿を見せるものです。○○を×年のんでいるのも事実、元気に歩けているのも事実でしょうが、両者の因果関係は書かれていません。のんでいるから歩けていると書くと、公正取引委員会や消費者庁で問題にされるのでしょう。しかし、のんでいるから歩けてるんだろうなと思う人は少なくない。そう思わせるように表現しているのですから。もちろん、両者に因果関係はありません（雨乞《あまご》いをしたら雨が降ったというのと同じ）。

高齢者の関節痛に、コラーゲンやヒアルロン酸、グルコサミンなどを勧める広告もありますが、口からのんだものが、どうして都合よく痛む関節に集まってくれるのでしょう。口からのんだら便になって排泄《はいせつ》されるだけです。

だから無駄ですが、関節の痛みや、寝たきりになる心配を完全に払拭《ふっしょく》できる医療は残念ながらありませんから、無駄なサプリメントに頼ろうとする人を強く止めることができないのが口惜しいところです。

健康ビジネスで売られる商品も、まったく無意味ではありません。当座の〝希望〟を与える効果があるからです。高いお金は〝希望〟の値段なのです。はじめからそう思っておけば、効かなくても腹は立たないでしょう。

タバコに厳しく酒にゆるい日本

健康の大敵にタバコとアルコールがあります。

日本に暮らしていると気づきにくいかもしれませんが、世界的に見ると、日本はアルコールにゆるい国です。

いちばんわかりやすいのがテレビのＣＭです。特にビールの宣伝は、どのチャンネルでも頻繁に流れます。しかも、季節を問わず、今すぐにでも飲みたくなるような演出が凝らされています。日本酒や焼酎《しょうちゅう》の宣伝も巧妙で、こちらもつい飲みたくなるように仕向けられます。ワインやウィスキー、ブランデーなどのＣＭはさほど多くありませんが、それぞれに工夫を凝らし、飲むことがステータスだと感じさせたり、飲めばなんとなくリッチな気分になれたりするような雰囲気作りがなされます。

酒類のＣＭの多さは、海外、特にアルコール依存が問題になる国では、あり得ないことです。あまり上手に飲みたくなるような宣伝をすると、アルコール依存を助長すると非難され、逆に売上げを落としたりします。

日本では自動販売機で酒が買えるのも問題です。夜の販売は停止されるようですが、昼間は子どもでも買えるからです。ちなみに欧米では自動販売機は日本ほどあちこちで見かけません。便利さより景観を重視しているのでしょう。

冠婚葬祭にアルコールがつきものなのも、日本のゆるさのひとつです。酒の席でのこととして、不行跡を大目に見られたり、無礼講になったりするのも同様。

新幹線や特急列車の中で飲酒するのも同じです。新幹線の指定席で、飲酒しながら大声でしゃべっている中年男性のグループと乗り合わせたとき、私の娘はこう言いました。

「禁煙席があるのだから、禁酒席も作ってほしい」

アルコールにももちろんいい面はあって、陽気になるとか、リラックスできるとか、食事を引き立てるとか、飲むこと自体が楽しいとかの効用があります。ですが毎日飲むとそれだけ身体に負担をかけることになるのですから、健康上はお勧めできません。週に何日かは休肝日を作るべきですが、明日は休肝日だから今日のうちに存分に飲もうなどと思うようでは、本末転倒です。

アルコール依存は日本でも問題で、多いのは隠れ依存です。依存に陥っていながら、そうではないと自分で思い込んでいる人たちです。

依存かどうか、見極めは簡単です。四十八時間、一滴も飲まずにいられるかどうか試せばいいのです。二十四時間では前日の午後九時に飲み終えて、翌日の午後九時から飲みはじめられますから、判定になりません。

タバコに関しては、日本はかなり厳しく、あらゆるところが禁煙になっています。私が子どものころは、映画館でも紫煙が漂っていましたし、通勤電車でもタバコを吸う人がいました。今はレストランからカフェ、駅の待合室などもほとんどが禁煙で、喫煙者は狭い空間に押し込められて、少し気の毒な気もします。

かつて、タバコは場を持たせる小道具としても使われたようですが、今、そんなことをすればいっせいに非難の目を向けられるでしょう。「健康」という見えない印籠《いんろう》の前には、喫煙者は見えない土下座を強いられる時代です。

タバコは肺がんの原因として有名ですが、知っておいていただきたいのは、四種類ある肺がんのうち、腺《せん》がんと言われるタイプは喫煙と直接、関係がない、ということです。女性の非喫煙者がなる肺がんはたいていこれで、腺がんは肺がん全体の約半分を占めます。

すなわち、肺がんの半分はタバコとの関係が薄いということです（残りの三つは扁平《へんぺい》上皮がん、小細胞がん、大細胞がん）。

この事実を知らないと、「わたしはタバコを吸わないのに、どうして肺がんになったの」と嘆いたり、非喫煙者の女性が、喫煙者の夫に、「あんたがタバコを吸うせいで、わたしが肺がんになった」などという無用な嘆きや冤罪《えんざい》事件が起こりかねません。

がん検診のメリット・デメリット

がん検診については、すでにあちこちで書きましたが、メリットはもちろん早期のがんが見つかって、命拾いする可能性があることです。

デメリットは、時間が取られる、偽陽性の判定に翻弄《ほんろう》される、検査被曝でがんになる危険性が少しあるなどです。

偽陽性というのは、がんでないのにがんの疑いと判定され、精密検査を勧められることです。先にも書いた通り、医者は念のためという発想で、要精密検査と判定するバイアスがかかっていますし、受診者を増やしたいというバイアスもかかっているので、過剰診断に傾きがちです。

要精密検査と判定された受診者は、ショックでしょうし、精密検査のためには改めて病院に行き、診察を受け、検査の予約を取り、詳しい検査を受け、また改めて結果を聞きに行かなければなりません。先にも書いた通り、その時間的、経済的、身体的、心理的負担は、決して軽くはないはずです。それでも命の危険がわずかでも減るのなら、厭《いと》いはしないという人も多いでしょう。

早期のがんが見つかって、手術を受けた人は、がん検診のおかげで命拾いしたと強く実感し、他人にもぜひ受けるようにと勧めたりします。しかし、必ずしも命拾いは事実ではありません。

理由は検診で見つかったがんは、手術で取り除かなくても命に関わらない可能性があるからです。

この主張は「がんもどき仮説」で有名な故・近藤誠《こんどうまこと》氏が提唱したもので、多くの医療者は否定的ですが、完全に否定する根拠はありません。もちろん肯定する根拠もありません。

「がんもどき仮説」は、簡単に説明すると次のようになります。

がんは一個の細胞ががん化することからはじまり、それが増殖して診断がつくようになるまでは、何年もかかるので、転移するタイプは診断がつくまでに転移しているだろうし、見つかった段階で転移していないもの（イコールがんもどき）は治療の必要がない。

がんを診断するには、最低でも一センチ程度の大きさにならないと見つからず、その時点で細胞数は億単位になっているので、転移するものならすでに細胞レベルで転移しているというわけです。

近藤誠氏はこの仮説に立ち、これまで外科医が手術で命を救ったと思っている患者は、すべてがんもどきなので、手術をしなくても死ななかったと述べて、一大センセーションを巻き起こしました。このとき外科医たちは激しく抵抗しましたが、手術しなければ患者は死んでいたということは証明できず（すでに手術をしているので）、歯ぎしりしながら地団駄を踏むか、無視を決め込むか以外になかったのです。

私はこの仮説を肯定はしませんが、否定するのもむずかしいと感じています。なぜなら、がんの悪性度の判定は現代の医学ではできないからです。いくらがん細胞を顕微鏡で見ても、ＤＮＡ解析をしても、今のところ悪性度は判定できません。悪性度が強いと、早期がんでも命を奪いますし、悪性度が低ければ（ニアリーイコールがんもどき）、進行がんでも長期に延命できます。

現在、厚労省が行うがん検診は、胃がん、肺がん、大腸がん、乳がん、子宮頸《けい》がんの五種（男性は三種）だけで、それだけ熱心に調べても、ほかのがんは十指にあまるほどありますし、がん検診に寿命延長の効果はないというメタアナリシス（複数の研究をまとめた分析で、エビデンスとしての信頼度がもっとも上位のもの）もあります（オスロ大学健康社会研究所。二〇二三年）。だから、私は一度も受けたことがありません。別の新書を書くとき、医学部の同級生にアンケートを採りましたが、この十年間に一度も受けたことがない者が三分の二を占めました。

今、日本人は生涯のうち、二人に一人ががんになるといわれますが、それは逆にいえば二人に一人はがんにならないということです。その人にとってはがん検診はすべて無駄で、先の五種以外のがんになる人にも無駄です。検診を受けて上辺の安心を得るより、自分の健康状態と症状に注意したほうが安全ではと、私は考えています。

乳がん温存手術の誤解

日本でもっとも早く乳がんの温存手術を提唱した一人が近藤誠氏ですが、医療の進歩で乳がんも温存手術で治るようになったと、誤解している人も多いのではないでしょうか。

そうではありません。乳房のみならず、大胸筋、小胸筋、腋窩《えきか》リンパ節まで切除する拡大手術（ハルステッド手術）でも、がんの部分だけを切除する温存手術でも、死亡率に差がないことが証明されたので、それならと温存手術が広まったのです。

このエビデンスはアメリカで得られましたが、常に安全が最優先の日本ではとうてい無理だろうと思います。

拡大手術と温存手術のどちらが有効か、比較しなければエビデンスにならないという考えから、アメリカで大規模無作為比較試験が行われたのですが（NSABP—B04試験。一九八五年）、日本でこの治験に参加する人はいるでしょうか。参加すれば、温存手術のグループに入れられる可能性があるのです。がんは細胞レベルで広がるので、大きめに取ったほうが安全というのが常識だったときに、温存手術を受けることは、半ば命がけとも思われたでしょう。

参加すれば治療費が無料になる、乳房の拡大切除はいやだ、エビデンスがないのなら温存手術にも可能性はある、ほかにも理由はあったでしょうが、アメリカ人の乳がん患者さんは、一千六百人以上がこの治験に参加しました。おかげで温存手術が拡大手術と同等の効果があることが証明され、現在に至っているのです。

がんを告知する時代

今は患者さんにがんを告知する時代です。

そんなことは当たり前と思う人も多いでしょうが、私が研修医になったころ（一九八〇年代）は、日本では患者さんにはがんの告知をしないのが当たり前でした。

理由は、がんの告知が死の宣告も同然に思われていたので、患者さんが悲観したりショックを受けたりしないようにするためです。つまり、患者さんのためを思ってのことだったのですが、もちろんこれはまちがった目先の思いやりです。というのは、嘘の病名で安心させても、いずれ病状が悪化し、死を迎える人が多いからです。

「がんではありません」と言われた患者さんは、取り敢《あ》えずホッとしますが、治療を受けても病状はよくならず、やっぱりがんなのではと、疑心暗鬼に陥ります。それで医者や家族に問い質《ただ》すけれど、やっぱりがんではないと言われる。それで安心するけれど、症状はどんどん悪くなる。そのうち、終末期に近づき、最後の最後にやっぱりがんだったと気づいて、医者や家族への信頼がいちばん必要なときに、自分はずっとだまされていたと、信頼を失うのががん告知をしないときのパターンです。

がんの告知に関しては、私も失敗したことがあります。

三〇代の胃がん患者さんを受け持ったとき、本人には胃潰瘍《かいよう》と告げていましたが、早期がんだったので、奥さんを安心させようと、別のところで「手術のあとは抗がん剤もいりませんから」と言ったら、妙な顔をしたのです。

その晩、患者さんの母親から電話があり、「嫁が帰ってきて大泣きするんですが、何かあったのですか」と聞かれました。ご両親には病名を告げていたので、私は奥さんにも伝わっていると思っていたのですが、奥さんは胃潰瘍だと思っていたようです。それが「抗がん剤」の一言でバレてしまったわけです。

そのころ、海外ではどうだったのでしょう。

一九九〇年代のはじめ、私は外務省の医務官という仕事で、オーストリアの日本大使館に勤務していました。ウィーンの医者にがん告知と終末期医療についてのアンケートをすると、当然ながら全員が正直に病名を告げると回答しました。

直接、インタビューもして、「日本では検査の結果、がんでも患者さんには告げません」と言うと、どの医者も理解不能という顔をしました。

「がんかどうか調べるために検査を受けるのに、がんの場合、告げないのなら、はじめから検査を受ける意味がない」

それが合理的な考えなのでしょう。日本人はつくづくセンチメンタルだなと思いました。思いやりがあるともいえますが、目先の思いやりは往々にしてあとで逆効果になります。今、がんの告知がふつうに行われるようになったのは、ひとつには告知しないと患者さんの知る権利を侵害したとして、裁判で訴えられるからです。

今ひとつは、がんを公表して死なずにいる著名人が現れたからです。嚆矢《こうし》は俳優の渡哲《わたりてつ》也《や》氏と、ゴルフの杉原輝雄《すぎはらてるお》プロでしょう。渡哲也氏は一九九一年に直腸がんであることを公表し、人工肛門《こうもん》をつけたことも明かして、世間を驚かせました。杉原輝雄プロは一九九七年に前立腺がんを公表し、ゴルフを続けるために手術は受けず、放射線治療を選んで、これまた世間を驚かせました。当時はまだ、がんで助かるには手術で取り除くしかないと思っている人が多かったからです。

その後も立川談志《たてかわだんし》師匠と赤塚不二夫《あかつかふじお》氏が相次いで食道がんを公表し、いずれも別の病気で亡くなりました。

その影響で、がんでも死なないこともあるという空気が広がり、がん告知がしやすくなったのです。

がんの告知はされるようになりましたが、老いや死に関しては、まだまだ目先の思いやりにすぎない情報が世にあふれています。その心地よさに浸って、準備を怠ったために、よけいな悔いや嘆きを抱えて亡くなった人を多く見ているので、私はこうして人にいやがられつつも、ほんとうのことを書き続けているのです。

溺れる者がすがるワラ——免疫細胞療法

がんの治療がずいぶん進歩したことも、がんの告知がやりやすくなった理由です。

しかし、まやかしの治療もあるので注意を要します。

二〇一八年にノーベル生理学・医学賞を受賞した本庶佑《ほんじよたすく》氏の研究は、免疫チェックポイント阻害剤と呼ばれるもので、これはがんが免疫で攻撃されるのを防ぐ免疫チェックポイントを阻害することで、免疫によりがんを縮小させる治療です。

この治療の画期的なところは、自分の免疫を使うため、抗がん剤や放射線治療のような副作用が少ないこと（ゼロではありません）、転移しているがんにも有効なことなどです（残念ながら今のところ、有効ながんはかぎられていますが）。

この治療法は「免疫療法」と呼ばれます。

よく似た治療に「免疫細胞療法」というのもがありますが、内実はまったく異なります。

免疫細胞療法というのは、自分の免疫細胞（T細胞やNK細胞）を取り出して、一週間ほどかけて千倍ほどに増やして、ふたたび体内にもどすという治療法で、絶大な効果があるように思えますが、まったく効きません。

がんが自分の免疫で攻撃できないのは、今述べた免疫チェックポイントで、がんが自分を護《まも》っているからです。それを放置したまま、免疫細胞をいくら増やしたところで、がんは攻撃できません。

ですから、免疫細胞療法で医療保険の適用になっているものは、現在、皆無です。それでも巷《ちまた》にはこの療法を行うクリニックがたくさんあります。保険がきかないので、すべて自由診療です。つまり、たいへん高額であるということ。一クールの治療が数百万円というところもあります。

免疫細胞療法を行うクリニックのホームページには、CTスキャンなど画像を掲げて効果を誇示しているところもありますが、それはたいてい併用、あるいは過去に行った別の治療の効果です。論理的に効くはずがないのですから。

私も知人の娘さんが末期の乳がんになり、この治療を受けたいと言っているがどうかと相談を受けたので、「やめておいたほうがいいです」と答えましたが、ほかに治療法がないのでと、その治療を受けました。でも、結局、亡くなりました。大金を払って得たものは、もしかしたら治るかもという短い期間の希望だけでした。

免疫細胞療法を受けるのは、大半が一般的な治療が尽きて、ほかに方法がないと言われた患者さんです。つまり、溺《おぼ》れる者がすがるワラみたいなもので、ワラで助かる人はいません。冷たく聞こえるかもしれませんが、イヤな事実と嘘の希望、どちらがいいですか。

健康アリ地獄――ＰＳＡ検査の正解

ＰＳＡは「前立腺特異抗原」のことで、前立腺がんの腫瘍《しゅよう》マーカーです。

これが高値だと前立腺がんの疑いがあるということですが、腫瘍マーカーの常として、高ければ確実にがんがあるともいえず、基準値内ならがんではないともいいきれないのがもどかしいところです。

特にＰＳＡは偽陽性のことが多く、また前立腺がん自体の悪性度が低く、放置しても命にかかわらないものがあるので、無闇に見つけて治療することがＱＯＬを下げる（性的不能や尿もれ、がんの心理的負担など）ことも少なくないと考えられます。

ですから、アメリカでは現在、全年齢の男性に対し、症状がない場合はＰＳＡの検査を推奨していません。

日本では、日本泌尿器科学会が、前立腺がんの三〇パーセントに骨への転移が見られるとして、五〇歳以上の男性にＰＳＡのスクリーニング検査を勧めていましたが（二〇一一年のガイドライン）、現在では「前立腺癌の最新情報とＰＳＡ検診の利益・不利益を啓発」したのち、「前立腺がん検診受診希望者」にＰＳＡの測定を行う（二〇一八年のガイドライン）と後退しています。

厚労省の見解でも、検診として推奨せずで、国立がん研究センターは、「死亡率減少効果の有無を判断する証拠が現状では不十分であるため、現在のところ対策型検診としては勧められません。任意型検診として行う場合には、受診者に対して、効果が不明であることと、過剰診断などの不利益について適切に説明する必要があります」としています（ホームページより）。

健診センターに来た五〇代のある男性は、最初の問診でこう言いました。

「ＰＳＡが六～七なので、五年ほど前から半年ごとにＭＲＩとＰＥＴで経過を見ています」

ＰＳＡの基準値は四ng／mlなので、高いといえば高いですが、前立腺がんなら三〇～一〇〇程度になることが多いので、この値ならそれほど心配する必要もないと思いましたが、迂闊《うかつ》なことはいえません。ＰＳＡが基準値内でも前立腺がんの可能性はあるからです。

男性はさらにこうも言いました。

「半年ごとにＭＲＩをしているため、胆石とすい囊胞《のうほう》も見つかって、それも半年ごとに経過観察の検査を受けています」

胆石は発作が出てから治療しても十分間に合いますし、すい囊胞（すい臓にできる水疱《すいほう》のようなもの）などは、検査するから見つかるだけで、症状もなければ治療の必要もないのがほとんどです。

あまりに気の毒なので、「そんなに検査をしなくてもいいのでは」と控えめに言うと、「だけど、心配ですから」と言われ、黙るしかありませんでした。

私の友人二人は、うっかりＰＳＡを計ったために、三〇前後の値が出てしまい、ボーダーラインと言われ、定期的な検査を受けていますが、その度に値が変わり、一喜一憂に疲れています。まるでアリ地獄に落ちたアリです。

別の友人はＰＳＡは基準値内だったのに、試しに受けたＰＥＴ検査で前立腺がんが見つかり、全摘手術を受けました。

さらに別の知人はＰＳＡを計っていなかったため、前立腺がんが見つかったときには全身に転移していて、間もなく亡くなりました。いずれも私とほぼ同い年です。

私の父は、八五歳のときに突如、尿閉（排尿不能）になり、導尿の後、血液検査をするとPSAが一〇〇を超えていました。明らかに前立腺がんで、治療を勧められましたが頑として拒否し、二年後、老衰で亡くなりました。

正解はどこにあるのでしょう。

ズル賢い商法――線虫がん検査

健診センターに来た三〇代の男性が、問診で不安そうにこう言いました。

「早期がんが見つかる線虫の検査で、がんの可能性があると出たので、全身の検査を受けたけれど、がんが見つからなかったんですが、大丈夫でしょうか」

もちろん、「大丈夫です」とは言えません。がんはある程度の大きさにならないと、PETやCTスキャン、その他の検査に引っかかってこないからです。それでも、一応、「まあ、大丈夫なんじゃないですか」と言っておきました。「何か症状があれば、改めて検査をすれば」と付け加えて。

「線虫がん検査」は、においに敏感な線虫が、がん患者の尿のにおいを好むことを利用して、早期がんの有無を判定するというものです。

テレビでCMも放映されているので、ご存じの方も多いかもしれませんが、これにはいろいろ問題があります。

まず、精度の問題。某企業が販売しているこの検査は、十五種類のがんについて、そのリスクを五段階に分けて判定するというものですが、厚労省や専門学会は有効性や安全性を承認していません。リスクを五段階に分けるというのは、実に巧妙なやり方で、まちがっていても、何とでも言いつくろえます。

しかも、どんな結果になっても感謝されやすい。なぜかというと、検査の結果はがんの有無と診断の真偽の組み合わせで、次の四択となるからです。

①がんがなくて、がんなしと診断される（真陰性）。
②がんがなくて、がんありと診断される（偽陽性）。
③がんがあって、がんありと診断される（真陽性）。
④がんがあって、がんなしと診断される（偽陰性）。

①の場合はがんがなくてよかったと喜ばれます。②は不安になるでしょうが、詳しい検査を受けてがんがないとわかれば喜ばれる。③はがんが早く見つかってよかったと喜ばれ

る。④はがんなしと判定されたことで喜ばれる（あとで実はがんがあったとわかっても、検査の時点では判定できなかったと言い逃れができる）。

こう考えると、巧妙というよりズル賢いようにも思えます。

また、仮に精度が上がったとしても、それはそれで問題です。というのは、あまり早期に見つけると、がんはあるけど、どこにあるかわからないとなって、十五種類ものがんが、どこかに顔を出すまでハラハラドキドキしながら検査を受け続けなければならなくなるからです。

血液検査などで超早期にがんが診断できるという研究などもありますが、たとえばすい臓がんでも、どこかにがんがあるけれど、どこにあるかわからないという段階では、すい臓を全摘するわけにもいかず、がんがある程度大きくなるまで待たなければなりません。

そんなことは知らずに、ふつうに日常生活を送るほうが、よっぽどよいのではと思ってしまいます。

医者への謝礼は……

今は医者に謝礼を渡すという風習は廃れていますが、私が外科医だったころは、けっこう頻繁にもらっていました。額はだいたい三万円から五万円。父の時代には、教授が手術をしたとき、家族に相場を聞かれ、十万円のつもりで指を一本立てると、百万円来たという逸話もありました。

謝礼が廃れた理由は、それが不正収入、贈収賄、脱税の疑いと見られたからではなく、謝礼による差別、依怙贔屓《えこひいき》を懸念する声が上がったからのようです。

患者さんの経済状況によっては、謝礼を渡したくても渡せない人もいるでしょう。かたやある程度裕福な人は、それなりの謝礼を医者に渡します。それも大っぴらにではなくこっそりと。すると、なんだか謝礼を渡した患者さんのほうが、渡さない患者さんよりいい治療を受けられるのではないか、上等な薬を使ってもらえるのではないか等の疑いが生じ、それは好ましくないので、どの患者さんにも平等な治療が行われるよう、謝礼の風習は廃するべきだという考えが広まったとのだと思われます。

しかし、もらうほうからすると、謝礼の有無によって治療法を変えたりすることは、ぜったいにありません。治療法はほぼガイドラインによって決まっていますし、謝礼がないからと薬をケチって、症状が悪化すれば、対応しなければならないのは自分で、よけいな手間がかかるだけですし、万一、それで患者さんが亡くなったりすれば、医療訴訟のリスクもあるし、第一、寝覚めが悪すぎます。

謝礼の有無でちがってくるのは、せいぜい病室を訪れる回数が少し増えるとか、医者の顔がにこやかになるとかくらいです（実際はそれほどわかりやすい医者も少ないと思いますが）。

しかし、患者さんの側は必ずしもそうは思わないのでしょう。私が外務省に勤めているとき、ある大使館の会計担当書記官が私にこう言いました。

「両親ともがんになったんですが、母のときはお医者さんに謝礼をしなかったので亡くなりましたが、父のときはしたので助かりました」

一定の知性があるはずの書記官にしてそう思っているのかと驚きました。

医者は正規の報酬を得ているのだから、患者さんから謝礼を受け取るのはよくないと、私も思います。しかし、そこだけ改めればいいのでしょうか。

私が外科医だった四十年ほど前は、毎月、給料を現金で支給されていました。給料袋を持ち帰り、妻に渡します。患者さんからの謝礼も妻に渡します。お札に印はついていませんから、妻も私も給料と謝礼の合計が、一カ月の収入と感じていました。その額で自分は手術や当直や重症管理の激務をこなしているのだと。

これで謝礼だけが止められたら、実質賃金のカットになってしまいます。謝礼を廃するなら、その分の補塡《ほてん》をすべきです。それをしなかったことが、一九九〇年代後半に発生した医者の「立ち去り型サボタージュ」（勤務医の労働意欲が低下し、病院を去ること）の一因だと考えられます（ほかにインフォームド・コンセントの広がりや、患者の権利増大、医療訴訟の増加などによる激務化、勤務状況の悪化もあります）。

健康自慢・病気自慢の時代

先日、高校の同窓会があり、参加すると当然のことながらみな同い年。六〇歳代後半で、髪の白い者もいれば少ない者もいる。男性も女性も見た目の年齢には大きな差があり、若々しく見える者ほど優越感に浸っていました。

はじめは近況報告や仕事の話、家族のことなどが話題になりますが、やがて話題は健康と病気に集中します。入院、手術、交通事故や中には腎《じん》移植を受けた者までいて、病気の程度が重いほど、みんなの同情を集めて幅をきかせます。

「胆石くらいなんや。俺なんか胃がんやぞ」
「わたしは心筋梗塞で死にかけた」
「俺なんか大動脈解離で、どれだけたいへんやったか」という具合。

健康診断やがん検診のことになると、それぞれが自分のデータを細かく把握していて、医者の同級生相手に質問や相談が相次ぎます。

そのうち健康自慢がはじまります。血圧、コレステロール、血糖値、尿酸値などを競い合い、勝った、負けたと、まるで高校時代、模試の成績を比べていたのと同じモードに。

「中性脂肪はいくら？　尿酸値は？　よし、俺のほうが低い」

「空腹時血糖では負けたけど、ヘモグロビンA1cでは勝ってるから、俺は糖尿病になりにくい」

「クソッ。おまえに善玉コレステロールで負けるとは思わんかった」等々。

中には自分の血液検査の結果を、写メで記録し、星印（基準値を超えているもの）の少なさを誇示している者もいました。

また、お互いの身体の不具合話にも花が咲きます。膝《ひざ》が痛い、腰が痛い、目がかすむ、耳が遠い、空咳《からぜき》、空えずき、食べたらむせる、指の脂がなくなってスマホのタップが反応しない。症状の訴えも、不眠、便秘、尿もれ、頭痛、めまいに耳鳴り、肩こり、外反母趾《ぼし》、呂律《ろれつ》がまわりにくいなど、次から次へと出てきます。

逆に自分の健康を誇る者もいます。

「俺は入院も手術もしたことがない。薬も何ものんでない。毎日一万歩歩いてるし、酒は飲むけど、タバコは吸わない。間食もしないから、BMIも二四、体脂肪率一七パーセントや」

そんな相手には、「すごい」「意識高い」「きっと長生きする」と表面上、賛辞が送られますが、声はどことなく冷ややかです。

それに気づかず、「どうや」とばかり前屈して、手の平を床につけて見せたりすると、「あいつは高校のときからイヤなヤツだった」などと、あとで陰口を叩《たた》かれます。

若いころ、「病気の話は老人の猥談《わいだん》」というのを聞いてもピンと来ませんでしたが、最近は大いに納得しています。

現在の認知症予防と治療は〝竹槍〟

がんと同様、現代の人がもっとも忌避する病気のひとつは、認知症でしょう。

私はデイケアのクリニックと在宅医療で、二〇〇一年から二〇一四年まで、高齢者医療に携わり、その間、多くの認知症の患者さんを診療しました。

認知症については多くの研究がなされ、新薬の開発も次々と行われています。

二〇二三年にもアメリカと日本の企業が共同開発したアルツハイマー病に対する新薬レ

カネマブ（商品名レケンビ）が承認され、患者さんと家族のみなさんは大いに期待したことでしょう。

現在、認知症は、アルツハイマー型、レビー小体型、前頭側頭型（ピック病）、脳血管障害型に分類され、混合型もあります。

アルツハイマー病は、アミロイドβというタンパク質が脳に溜《た》まり、神経細胞を破壊するとされ、先に述べた新薬は、アミロイドβに対するワクチンのようなもので、脳内からアミロイドβを取り除く効果があるとされています。

これだけ見れば、有効性は高いように思えますが、承認の根拠となったデータは、プラセボ群と比較して、二七パーセント症状の悪化を抑制した、すなわち進行を遅くしたというものです。進行を止めたのではありません。症状を改善したのでもありません。しかも、一〇〇パーセントではありません。おまけに脳浮腫や微小出血の副作用の危険もあります。さらに使用の適応は軽度の認知症に限られ、重度の認知症には使えません。

ですから、ある新聞記事にはこんなコメントが添えられていました。

「治療効果はごくわずかで、日常生活では患者本人にも家族にも実感されない可能性が高い」

そんな屁《へ》の突っ張りにもならない薬が、なぜ承認されたのでしょう。

それはほかに有効な薬がないからです。

私が診療していたころには、ドネペジル（商品名アリセプト）という薬が、唯一、認知症の薬として承認されていました。この薬の効果も、レカネマブ同様、認知症の進行を遅らせるというものです。

この薬を投与している患者さんの家族から、ときに「全然、効いてません」と言われることがありました。そんなとき、私はこう答えます。

「効いていますよ。のんでいなかったらもっと悪くなっていますから」

まるで自分が詐欺師のように思えました。

認知症の治療がなぜこんな状況なのか。

それは、認知症の本態がまだ明らかになっていないからです。アルツハイマー病の本態はアミロイドβの蓄積ではないかという人もいるでしょうが、そうとはかぎりません。アミロイドβが原因か結果かが、まだわからないからです。認知症になったから、アミロイドβが溜まった（つまり結果）というのであれば、いくら取り除いても症状は改善しません。

現在の認知症治療は、結核菌が発見される以前の結核療法に似ています。転地や日光浴、栄養のある食事など、結核の症状改善に一定の効果はあったでしょうが、いずれも根治療法にはなり得ません。結核という病気は、結核菌が発見されてはじめて有効な予防と治療が開発されたのです。

認知症の本態が解明されていない今、我々の手元にあるのは、竹槍《やり》のようなものです。それでは敵と戦えるはずもありません。

研究者や製薬会社は、多大なる労力と多額の研究費とを費やして、認知症の本態の解明を目指しています。「まだわかっていません」とは口が裂けても言えないところが、つらいところです。そんなほんとうのことは、世間が聞きたいと思わないからです。

認知症も考えようによっては受け入れることも可能ですが（詳しくは講談社現代新書の拙著『人はどう老いるのか』に書きました）、本態が解明されるまで、ないものねだりは控えたほうがいいと思います。

AIが医療をするようになったら

ＡＩが医療をするようになる前に、すでにロボットが手術をするようになっています。正確には「ロボット支援手術」で、人間の外科医をロボットが支援してくれるということです。

有名なのは内視鏡手術支援ロボット「ダビンチ」で、これは手術台から離れた「コンソール」に外科医が座り、そこで外科医が行う操作を、患者の体腔《たいくう》内に挿入されたロボットアームの鉗子《かんし》が行うというものです。

鳥のくちばしを思わせる鉗子の長さは一センチほどで、七つの関節が組み込まれ、外科医の指の動きを忠実に再現します。それどころか手ぶれ防止装置で、新米外科医でも名医の操作ができますし、人間の手では不可能な関節の三六〇度の回転なども可能です。

内視鏡手術の利点は、傷が小さくてすむこと以外に、開腹術では臓器の奥の見えにくい場所もモニターに拡大されるので、血管や神経を傷つけることなく操作できますし、さらに鉗子の五倍拡大機能を使えば、実際は一ミリしか動かせないところを、五ミリ動かせるので、精密な操作が楽にできます。

もちろんロボット手術にも欠点はあり、臓器を触った感触までは再現できず、弾力や硬さを実物通りには感じられないことや、大出血などのトラブルが発生したとき、対応がむずかしいことなどがあります。

ロボット手術まではあくまで人間が支配していますが、ＡＩが医療を行うようになったらどうでしょう。

先日、政府が発表した「AI事業者ガイドライン」（二〇二四年一月）を見て驚きました。一番目に「人間中心」が挙げられていたからです。「人間の尊厳と個人の自立を尊重する」ということらしいですが、これまでの機械のガイドラインにそんな文言が盛り込まれたことはありません。「人間中心」は言わずもがなだったからです。しかし、AIにはその念押しが必要ということは、「機械中心」になりかねないということです。ロボットが人類を滅ぼそうとする映画『ターミネーター』が、絵空事でなくなる空恐ろしさを感じます。

AIが診断を下すようになれば、人間の医者より誤診の危険性は下がると思います。しかし、病気の伝え方はどうでしょう。正確に伝えるので、予後の悪い病気のときは、「あなたは六カ月以内に死にます」などと言われて、患者さんがショックを受けるかもしれません。それとも、患者さんの性格や病気の受け止め方まで斟酌《しんしゃく》して、もっとも望ましい伝え方をしてくれるのでしょうか。

そこまでいくと、逆に恐ろしい気がしてきます。いくら上手に伝えたところで、現実が変わらないなら、AIはそれを「無駄」と判定しそうですから。

第五章　精神の健康という難問

精神の健康を保つのは至難の業

これまで書いてきたのは肉体的な健康の話ですが、精神面での健康も大事でしょう。いくら身体的に問題がなくても、心が病んでいれば幸せとはいえません。

逆に、身体の病気があっても、精神面で満たされていれば、心は穏やかで幸福を感じることができるかもしれません。であれば、求めるべきは肉体の健康ではなく、精神の健康ではないでしょうか。

ところが、現代はこの精神の健康を獲得することが至難の業になっています。

私はもともと精神科医ではありませんが、医学概論などの講義を受け持っていた福祉系の大学で、精神保健学の講義もしてほしいと頼まれ、一から勉強することになりました。

精神保健学は精神病学とはちがいます。精神病学は精神の病気を扱いますが、精神保健学は精神の健康をテーマにしています。

学んでみて驚いたのは、精神の健康を保つことが現代ではいかに困難かということでした。理由はやはり今の日本がむかしに比べ、自由で平和で豊かだからでしょう。そのせいで、国全体に過剰な優しさと思いやりが広がり、逆に精神的な満足が得にくくなって、心を病む人が増えているのです。もちろん、優しさも思いやりも大事ですが、過ぎたるは猶《なお》及ばざるがごとしです。

また、医学の進歩により、新しい概念が詳細かつ広範囲になり、かつては「ふつう」の辺縁に含まれていた人が、今は精神障害と判定されるようになりました。「発達障害」「適応障害」「学習障害」「人格障害」「注意欠陥多動性障害」「自閉スペクトラム症」「アスペルガー症候群」などと診断されると、それはレッテル貼りとなり、当人も周囲もそういう「障害」だと思い込むようになります。

私が医学生だった四十数年前は、精神科医が扱う病気は、「躁鬱《そううつ》病（現在の双極性障害）」「精神分裂病（現在の統合失調症）」、「てんかん」の三つが中心で、「神経症」はいわゆる「ノイローゼ」扱いで、さほど重視されていませんでした。それが今や、患者が急増したことに伴い、心療内科とかメンタルクリニックとかいうジャンルで、多くの医者が治療に当たっています。対象となるのは、「パニック障害」「不安障害」「適応障害」「睡眠障害」「過食症」「拒食症」「アルコール依存症」「薬物依存症」「ギャンブル依存症」「新型うつ病」などです。

さらには、いわゆるひきこもりやいじめ、不登校、学級崩壊、家庭内暴力、虐待、自傷行為、数多《あまた》のハラスメント被害、ＳＮＳでの攻撃、誹謗《ひぼう》中傷などは、精神の不健康に留《とど》まらず、場合によって自殺にまで人を追い詰めます。

かつて、日本が非民主的で封建的だったころには、不自由で戦争もあり、貧しい人が多かった代わりに、右に挙げたような状況はさほど問題にはなっていませんでした。社会の側に配慮する余裕がなかったこともあるでしょうが、多少の異常があっても、本人も周囲もそれはそんなもんだと思い、いたずらに状況を悪化させることが少なかったからだと思います。医学が進歩し、社会が苦しんでいる人により細やかに配慮するようになったのはよいことですが、そのことによって新たな問題も発生したのは、進歩が常に孕《はら》む〝業〟ともいうべきものでしょう。

精神の健康を害する社会構造の変化

太平洋《たいへいよう》戦争の敗北以後、昭和の日本人（私の親の世代）は、自由と平和と豊かさを求めて、懸命に働き、努力を重ねてきました。そこに幸福があると信じたからです。たしかに生活は便利になり、娯楽も増え、楽しい毎日を送れるようになりました。

その一方で、社会構造がさまざまに変化し、新たな「生きづらさ」が発生しています。

何事にもよい面と悪い面があるので、状況を改善しても、そのことによる不都合が生じることはなかなか避けられません。

たとえば、封建社会では身分制度があり、人生に選択の自由がなかったので、自分の境遇を受け入れざるを得ませんでしたが、その分、あきらめによる精神の安定がありました。民主的な世の中では、平等と自由が保障されていますから、生まれ持った境遇に甘んじる必要はないかわりに、自己実現の要求や、他人との比較によるプレッシャーなど、精神の不安定を引き起こす危機にさらされます。

グローバル化により、日本特有の終身雇用と年功序列が廃れ、転職の自由と実力主義が優勢になっています。前者は旧弊で不自由ですが、一定の安心感がありました。後者は進歩的で自由ですが、競争原理が持ち込まれるため、能力次第という不安があります。

また、かつては多産多死でしたが、今は少産少死ですから、少子高齢化が問題となり、死が非日常となって、生命の絶対尊重、死の全否定が蔓延《まんえん》したため、悲惨な延命治療などの弊害が生じています（今後は少産多死になるでしょうから、新たな死生観が広がるかもしれません。長生きの負の側面が周知され、長寿礼賛が影をひそめ、私が常々信奉する〝ほどよい死に時〟が称揚される時代がくるかもしれません）。

格差社会の問題もメディア等で採り上げられますが、戦前までの御殿のような豪邸に住み、何人もの使用人を抱え、いち早く自動車や電話を使っていた人と、電気も水道も使えない長屋暮らしの人がいた時代と比べると、現代の格差はかなり縮まっているといえます。しかし、今はすべての人が平等であるという理想が掲げられているので、わずかな差も重大に感じられ、〝体感格差〟が増大しています。

いじめや不登校なども、私が子どものころには社会問題にまではなっていませんでした。いじめっ子はいましたが、「いじめ」という概念が成立していなかったからです。厳しい言い方かもしれませんが、悪口や嘲笑《ちょうしょう》、仲間はずれや無視は、大人になって厳しい現実を生き抜くために役立つ強さや賢さを身につけるための〝試練〟という側面もあるのではないでしょうか。

小学校教諭の知人によれば、これまで「いじめ」の認定には、一定の継続性が含まれていましたが、今は一度でも当人がいやな思いをしたら「いじめ」と認定されることがあるそうです。現実にいじめに遭って苦しんでいる子どもを守ることは、もちろん最優先されるべきですが、将来のことを考えると、社会に出たときに困難に立ち向かったり、自分を立ち直らせたりするノウハウを身につけることができるのかと心配になります。

不登校も私が子どものころにはあり得ない概念で、病気以外で学校を休むという発想そのものがなかったので、いやいやながらでも登校せざるを得ませんでした。

私の父は子どものころ、学校に行くのがいやで仕方なく、それでも無理やり行かされていたそうです。それで「不登校が許されると知っていたら、自分もぜったい不登校児になっていた。その意味で最初に不登校をしたやつはえらい」と感心していました。

ライフステージにおける精神的危機

精神の健康を保つためには、長い人生の間にどのような危機があるかを、あらかじめ知っておくことが有益です。

精神保健学を学ぶと、精神的な危機は「オギャー」と生まれる前から死ぬまで、多岐にわたって存在することがわかります。各年代（ライフステージ）における精神保健上の危機を簡単に見ていきましょう。

胎生期（出生前）

むかしから胎教が赤ちゃんに与える影響はいろいろいわれていて、モーツァルトの音楽を聴くとよいとか、美術館に行くとか、お腹を撫《な》でるとよいなどといわれますが、科学的な根拠はありません。しかし、妊娠後期では胎児は母胎の壁越しに外の音を聞いていますから、音楽や母親の声は胎児に影響を与えていると思われます。

現在の超音波画像は3Dで再生できるので、胎児の表情を動画で確認することもでき、母親の精神状態により、胎児が穏やかな表情になったり、顔をしかめたりするということもわかっています。

母親と胎児の間には、直接、神経系の連絡はありませんが、妊娠中に強度の怒りや恐怖、悲しみなどを感じると、アセチルコリンやエピネフリンなどの神経伝達物質、および内分泌器官からのホルモンの血中濃度が変化し、胎盤を通じて胎児の発育、発達に影響を与えると考えられています。

妻の妊娠中に、性的欲求不満から不倫に走る男性もいるようですが、妻の精神的苦痛は大事な子どもを危険にさらすことを知っておくべきでしょう。

母親の喫煙は、胎児の血中酸素濃度を下げますから、当然、慎むべきです。

乳児期（出生後～二歳前後）

生まれたての赤ちゃんは、安全で暖かく、何もする必要のない母親の子宮から、いきなり寒い外界に出て、自分で呼吸し、食べ、排泄《はいせつ》しなければならなくなるので、我々が考える以上のストレスにさらされます。

独力では生きていけないので、本能的に死の危険を察知しているとも考えられます。そこで重要になるのが、安全に対する保障です。多くは母親によって与えられますが、これが十分に与えられると、乳児は「基本的信頼」＝自分は守られている、自分は幸せに生きることができるという感覚を持ちます。「基本的信頼」は生きる希望につながり、頑張るとか、努力するとか、ひいては社会的ルールを守るという人格形成にもつながります。

乳児にとって大事なことは、乳児が望むように愛され、養育されることです。母親が望むように育てるのはよくありません。母親は愛情のつもりでも、乳児は押しつけであることを敏感に察知しています。

幼児期（三歳～六歳前後）

この時期には、幼児は初歩的な自己の形成と、自分でいろいろなことができる能力とその自覚を獲得します。このとき親にとって大事なのは、教えて待つということです。親はつい手を出しがちですが、それは幼児から考える機会を奪うことになります。幼児は失敗を繰り返すことで学ぶのです。考える隙を与えずに強制すると、幼児は「見せかけの前進」をし、単に親の気に入ることをするようになって、逆効果になります。

幼児期後半には、自主性、自立性が向上し、活動範囲も広がります。そこで自由や賞讃《しょうさん》が与えられると、幼児は良好な精神的バランスを維持しますが、叱責《しっせき》や禁止が多いと健全なバランスが保てません。

学童期（七歳〜一二歳前後）

小学生になると、子どもが学ぶことが一挙に増えます。勉強以外にも、学校や社会のルールを守る、友だち作りや仲間との折り合い、自分の居場所を見つけ、男女のちがい、大人と子どものちがいを理解するなど、精神面でストレスとなることをこなしていかなければなりません。

遊びにも重要な意義があります。まず遊びのルールに従うことが必要となり、参加者はそれを守ることが求められます。これは社会性の第一歩であり、子どもによっては、大きなストレスです。幼児期にあまりに好き勝手な行動を許していると、早くもここで精神的危機に直面することになります。

逆に、遊びがうまくいくと、子どもは喜びや感動を見出《みいだ》し、精神面での安定につながります。うまくいかなくても、仲がよければ「許容」「支援」「代理」などが行われ、良好な状況になります。仲が悪いと「非難」「攻撃」「排斥」がはじまり、やはり精神的危機が発生します。

学童期の「いじめ」は、比較的単純なものが多いですが、繊細な子どもには大きな悪影響をもたらします。子どもの気持ちになって対応することが必要ですが、タフな精神を育てる必要もあり、間合いの取り方がむずかしいところです。

いじめが発生した場合、親との関係が良好（親の認識ではなく、子ども自身がそう感じている）であれば、子どもは危機を乗り越えやすく、関係がよくないと事態が深刻化する恐れがあります。この場合は、子どもがいじめる側になることも少なくありません。

学童期の前期（低学年）では、親や教諭は全知全能の存在ですが、高学年になるとそれが揺らぎだし、反発、批判が芽生え、それは自立への道でもありますが、不服従から学級崩壊を引き起こすことにもつながります。

かつて親は学校に対し、子どもを人質に取られているような感覚があり、教諭を責めることはありませんでしたが、現代はモンスターペアレントと呼ばれる過剰要求の親が増え、教諭に厳しい評価が下されるようになりました。子どものいるところで親が先生の批判をすると、子どもは先生を尊敬しなくなり、教育の効果が減じることになります。

学童期の子どもは、まず「自分はみんなと同じ」という感覚で安心し、さらに「自分はみんなより優れている」という実感を持つことで、良好な精神状態を獲得します。優れているのは勉強ばかりでなく、運動ができる、絵がうまい、音楽のセンスがある、クラスの人気者などでもＯＫです。家柄や親の職業などでそれを感じる場合もあるでしょうが、それは人間形成の面では好ましくありません。

学童期の子どもにとって、親の存在は大きいですが、親の環境が悪くても、よい友だちに恵まれれば、良好な精神状態と社会性は獲得できます。

思春期（一三歳～一八歳前後）

多くの人が中学生から高校生になり、精神の健康を脅かす危機が本格的にはじまる時期になります。

まずはアイデンティティの確立という問題が生じます。学童期までは、なんとなく生きているという子どもが多いでしょうが、思春期には自己を実感する機会が訪れます。自分とは何か、自分はどういう人間なのか。自分の個性、自分の価値観、自分の将来像など、その後の人生の基礎となる確信の初期段階がはじまるのです。

このアイデンティティが確立すると、精神面でも安定しますが、不十分だったり、途中で崩れたりすると不安定になります。あこがれやだれかの模倣は一種の自己陶酔で、アイデンティティの確立にはつながりません。また、学童期には多様な個性の友だちが必要ですが、思春期にはアイデンティティの確立のため、価値観を共有できる友だちが重要になります。

人間関係のあり方に敏感になるのもこの時期です。それは自己及び他人に理想を求めるからで、親や教師など大人全般への嫌悪、否定、反抗につながり、ときには自己嫌悪を引き起こしたりもします。逆に優等生であることを目指して、親や教師の顔色をうかがい、過度な従順や自己否定を示したりします。いずれも精神の健康を害するものです。

また、思春期には身体的、性的変化も訪れ、戸惑いや羞恥《しゅうち》、不安や嫌悪などを経験します。外見に過敏になり、髪型や体形、服装や化粧に興味を持ち、ときには必要以上に自らの外見を卑下する「醜形恐怖」に陥ったりもします。

性的欲求も亢進《こうしん》し、恋愛感情が芽生えたり、性的興味が強まったりして、自慰、性行為、性的妄想などで自己を制御することができなくなり、自責の念に駆られたり、深い悔いを残したりします。性に関しては、だれでも悩みを抱えるのがふつうですが、克服が困難なほど悩むと精神障害につながります。

不登校から長期間にわたるひきこもり状態になる危険性があるのもこの時期です。自分が受け入れられないとか、理解してもらえないとか、他人からの攻撃に対する恐怖、うまく行動できない、だれとも会いたくないなど、対人関係におけるコミュニケーション面の絶望が背景にあると考えられています。不登校やひきこもり状態の生徒が抱く猜疑《さいぎ》心は、なまじな愛や親切を受けつけないほど深刻なものです。親や周囲が気づいたときには、手遅れということも少なくありません。

思春期は社会的には「モラトリアム期（猶予期間）」と呼ばれ、アイデンティティが混乱していても許される時期でもあります。そのため、極端な思想や理想に影響され、他人を厳しく批判したり、逆に自分に自信を持てず、不安に陥ったりするようにもなります。いずれも実質的な行動を伴いませんから、自分を支えることに失敗すると、精神的な危機に直面することになりがちです。

青年期（一八歳～二五歳前後）

この時期は、個人的な存在から社会的な存在への通過点、いわば「決断の時」です。ここをどうすごすかが、その人の人生を決めることになります。

まずは職業の選択を迫られます。いずれの職業に就いても、社会的役割と責任が発生し、同僚、上司、部下、顧客との人間関係、組織の論理、実績、事故やミスへの対処など、甘えが許されない状況に直面させられます。相応の能力、努力、心の準備がなければ、精神の健康を保つことがむずかしくなります。

しかし、その状況を乗り越えると、自由と豊かさ、安定、満足、喜びなどが得られ、自己実現への道が拓《ひら》けることになります。職業の選択には、自分の能力、性格、価値観などを総合的に判断する必要があり、この判断をまちがえると、困難に直面して挫《ざ》折《せつ》する危険性が高まります。くれぐれも他人の評価を気にしたり、自分を買いかぶったりしないことが肝要です。

フリーターやひきこもり、ニートなどのモラトリアム状態にある人は、この決断を避けているケースが多く、結果的に不安定な状態が続くことになります。決断を先送りしても、年齢は進みますので、精神の健康を確保する道はどんどん狭まります。

職業に次ぐ重大な決断は結婚です。同棲《どうせい》、内縁、事実婚など、結婚の形態は変わっても、本質は変わりません。

結婚はもともと二人の他人が家庭という事業を構築する共同作業ですから、簡単でないのは当然です。スタート時点では恋愛感情がベースになっていることが多いので、互いに思いやり、譲り合うことも稀《まれ》ではありませんが、その効力は急速に消失します。お互いの都合、我がまま、性格のちがいなどが露呈し、理性が感情に押しのけられると、あとは不愉快さが増すばかり。離婚に至らなくても、仮面夫婦や家庭内別居などの寂しい結果に結びつきます。当人同士に問題がなくても、それぞれの配偶者の親、兄弟、親戚《しんせき》などがもめ事のタネになることも珍しくはありません。

しかし、責任と自制を受け入れることで、それらの困難を乗り越えられれば、結婚は生活の安定、豊かさ、愛情などをもたらし、大きな幸福感も得られます。

ただし、結婚は幸福の必要条件でも、十分条件でもありません（結婚しなければ幸福になれないわけではないし、結婚すれば幸福になれるというわけでもない）。

精神の健康を保つためには、生きる意味の追求が重要です。青年期にかぎりませんが、自己を賭《か》ける何かを見つけられたら、それは固有の価値の創造につながり、生き甲斐《がい》の発見になって、精神が安定します。青年期までに生き甲斐を見つけられると、実現する時間的な余裕があるので有利です。

青年期には極端な自己中心性を見せるかと思えば、理想的な愛他主義に熱中したり、強い保守性と同時に革新性、過激思想に走ったりもします。平和主義や人類への愛を訴えながら、狭量さゆえ、かつての学生運動のように些細《ささい》なことで対立したり、仲間割れ、いがみ合いから内ゲバや同志殺しに至ることもあります。

あるいは逆に、かつて三無主義（無気力、無関心、無責任）と呼ばれた社会不参加や社会逃避、いっさいの価値を否定するニヒリズムやシニシズム（冷笑主義）に陥るケースもあります。こちらは若さゆえの余裕がもたらす甘えで、人生の半ばになって焦りだすと、そんな呑気《のんき》なことはいっていられなくなります。

青年期でも性の問題は、精神の健康に大きな脅威となります。早めにパートナーを得て、健全な性生活に入ればいいですが、そこに至るまでに性衝動と道徳観念の対立（「婚前交渉」などの言葉もあった私の若いころに比べると、ずいぶん緩和されていますが、それでもフリーセックスというわけにはいかないでしょう）や、潔癖症や異性嫌悪、性同一障害や同性愛への無理解や偏見、望まない妊娠と出産、エイズや梅毒などの性病、不同意性交、セクハラ、痴漢、ストーカー、売買春、年長者による若年者への性加害など、精神の健康を害する危険は枚挙に暇《いとま》がありません。

成人期前期（二五歳〜四五歳前後）

無事に青年期を通過しても、精神の健康を保つのは簡単ではありません。

成人期前期では、健全な社会人として生きていくために、自己信頼感に基づく自尊心が必要となります。自己信頼感は自分の短所より長所が優《まさ》っているという実感で、当然、正しい自己評価によらなければ役に立ちません。虚栄心や自惚《うぬぼ》れ、自己顕示欲による自己愛的な勘ちがいでは、周囲の評価が下がり、逆に精神面での危機を招きます。

成人期前期では社会人として、フォーマルな組織の場と、インフォーマルなつきあいの場を使い分けなければなりません。

フォーマルな場は社会的なフェーズで、義務や責任をベースとした役割や、社会的・職場的な指示命令系統が優先されます。効率や実績が求められ、競争、協調性、信頼などが重視されます。甘えやごまかし、いい加減な対応などは許されませんし、結果の出来不出来、勝ち負けも歴然として存在します。当然、ストレスは過大で、場合によっては身体の健康を犠牲にしてでも、立場を守らなければならないことにもなります。

インフォーマルの場は私的なフェーズで、好き嫌いや感情をベースとした気楽な集まりであり、家庭や友だちづきあいなどがそれに当たります。ここでは共感や楽しさ、価値観や親和性などが重視されます。ただし、ここでも好き勝手ができるわけではなく、感情的になったり、自制心を失ったりすると、とたんに気楽さは吹き飛び、深刻なストレスをもたらします。

いずれの場でもコミュニケーション能力が重要で、表現力、思考力、分析力、傾聴力、理解力、洞察力、共感力、情報力など、多くの要素が求められます。もちろん、すべてが必要なわけではなく、単にいい性格（威張らない、自慢しない、嫉妬《しっと》しない、悪口を言わない。相手を否定しない、我を張らない、ほめてもらいたがらない、他人の邪魔をしない等）であるだけでも、十分、受け入れられます。逆に、表現力や思考力などに秀でていても、性格が悪いとインフォーマルな場でもなかなか受け入れられません。

成人期前期は、職場の働き手として、現場で中心的な役割を担うことが多いので、それに伴う精神面での健康を脅かす状況があります。たとえば以下のようなものです。

・職場不適応＝仕事の内容、プレッシャー、人間関係などのストレスによって引き起こされる適応障害。
・燃え尽き症候群＝職務に熱心すぎるあまり、心身のエネルギーを使い果たし、急にやる気をなくす状態。
・途中下車症候群＝やめ癖がついて、短期間で次々職場を変わる状態。
・無断欠勤症候群＝欠勤の前後に理由などを報告するという最低限の社会的ルールが守れない状態。

これらの状態になると、当然、通常の勤務は続けられず、ドロップアウトによる自己信頼感の喪失から、状況によっては、ひきこもり、うつ病、さらに最悪の場合は自殺に至ることもあります。

職場だけでなく、家庭にもさまざまな危機が潜んでいます。

今でこそ「結婚適齢期」という言葉はほぼ死語になり、離婚も「バツイチ」などと言い換えられて敷居は低くなっていますが、精神の健康に重大な危機をもたらすことにはちがいありません。

子どもができると、保育園問題、学校でのいじめや不登校、塾や受験などの教育問題などが次々と押し寄せ、さらには非行、夜遊びや徘徊《はいかい》、性的逸脱など、好ましくない状況も発生しかねません。早婚の場合は子育ての体力はありますが、生活基盤（経済力）が弱く、晩婚の場合は経済力はあっても、子育ての体力が不足するという状況があります。

子どもがほしくてもできないカップルも少なくなく、不妊治療に時間とお金を費やしても結果が得られないケースもあれば、無事に子どもを授かっても、子育てで思わぬ苦労をするケースもあります。

成人期前期はまた、妻、夫、父、母、社会人、家庭人、介護者など、役割が増える時期でもあります。

家庭と仕事の両立は、よほど能力に恵まれた人以外には困難で、仕事を優先すれば家庭がおろそかになり、家庭を重視すると職場での評価が下がるということになりかねません。

結婚も子育ても、カップルは対立を乗り越え、現実を受け入れる努力が必要です。理解不足や期待のしすぎ、要求のしすぎは、ＤＶ（家庭内暴力）や罵詈《ばり》雑言、モラハラ、虐待、家事放棄などを引き起こし、修復不能になることも稀ではありません。

成人期後期＝壮年期（四五歳〜六五歳前後）

この時期は、それまでの努力が実って、人生の最盛期を迎えるのかといえば、そう楽観ばかりはしていられません。

フォーマルな場では、経験を積み、実績を挙げることで地位が向上しますが、それに伴い、仕事の範囲は拡がり、責任と義務が増え、人間関係が複雑化する危険に直面します。

もちろん、地位が向上すると、自己信頼感が増し、新たな意欲が湧いたり、賞讃や尊敬を受ける喜びを得ることもできます。しかし、立場に応じた結果を求められ、重大な決断を迫られたり、結果責任を負わされたり、管理者として部下の失態に謝罪させられたりして、ストレスも増大します。

壮年期は人間性が成熟すると同時に、心身の機能低下がはじまる時期でもあります。地位は向上するけれど、無理が利かなくなり、それでも焦って無理をすると、病的疲労の状態になり、「昇進うつ病」といわれる状態になります。

定年が近づくと、自分の限界が見えて、「上昇停止症候群」に陥る人もいます。これまで会社に対して果たした貢献と、評価や報酬のギャップに空しさを感じて、やる気をなくしたり、適当にごまかしたりする状態です。

男女ともに更年期障害がはじまるのも壮年期です。女性の更年期障害はよく知られていますが、男性も精巣機能の低下で、ほてりや発汗、イライラや不安、さらには勃起《ぼっき》障害もはじまります。

フォーマルな場では自分勝手は許されませんから、体調が悪くてもなかなか休めず、周囲に迷惑をかけることを心配するあまり無理が重なり、高血圧、不眠、暴飲暴食、動悸《どうき》、息切れ、苛立《いらだ》ち、うつなどの心身の症状が出ることも少なくありません。

そんなとき、多くの人は医療に頼ろうとしますが、大もとの原因は心身の自然な機能低下ですから、薬やカウンセリングで解決できるものではありません。

インフォーマルな場では、壮年期は人生の折り返し地点を実感する時期でもあります。特定の仕事、配偶者、住居、子育て、家族関係を選び、これまで生きてきた人生を振り返ったとき、これでよかったのか、もっとましな人生があったのではないか（よい仕事、よい相手、よい子育て……）という思いが止めどもなく湧き出します。しかし、人生をやり直すにはもう遅い。その嘆きと苦悩。そして、このまま老いていくことへの不安と悲しみ……。

もちろん、自己肯定力の強い人は、そんな絶望には駆られないでしょう。しかし、他人の評価を気にする人や、過去に対する悔いを忘れられない人は、薬物依存やアルコール依存、ギャンブル依存やセックス依存などの逸脱行動に出て、失職、経済破綻《はたん》、家庭崩壊、自殺など、人生の破滅に突っ走る危険性があります。

また家庭においても、大きな危機がひそんでいます。子どもが思春期になり、不安定さから反抗したり、非行に走ったりして親を心配させ、また進路や異性問題のストレスを親にぶつけてきたりします。当然、いずれも簡単には解決できません。

さらに自分の老親に介護問題が発生するのもこの時期です。脳卒中（脳梗塞《こうそく》や脳出血）による半身麻痺《まひ》、寝たきり、認知症の発症、パーキンソン病やＡＬＳ（筋萎縮《いしゅく》性側索硬化症）、脊髄《せきずい》小脳変性症などの難病、さらにはがんや心臓病など、心配と困難な対応にはきりがありません。

愛情たっぷりに子育てをしてきた母親の場合は、子どもの自立（就職、結婚など）により、「空の巣症候群」と呼ばれる精神的危機に陥る場合があります。子育てに愛情は必要ですが、子育てが生き甲斐になってしまうと、本来、喜ぶべき子どもの自立で自分を見失ってしまう危険性があるということです。

このように壮年期には精神面で危機的な状況が山積みですが、困難に直面することで、浮ついた気持ちが抑えられ、真摯《しんし》に現実対応をすることで、危機が乗り越えられる場合もあります。そうなればふたたび自己信頼感が高まり、精神面での安定が得られることにつながります。

そうなるためには、まず地に足の着いた思考、冷静な判断、協力的な家族関係、ガス抜きのできる友人などが必要となります。いずれも若いときから培っておかなければ手に入りません。

名探偵フィリップ・マーロウの有名なセリフ、「タフでなければ生きていけない、優しくなければ生きていく資格がない」では、後半がもてはやされることが多いようですが、実際に重要なのは前半でしょう。この困難な壮年期を乗りきるためには、やはり精神面でのタフさが必要になります。

老年期（六五歳以後）

この厳しい壮年期をすぎれば、穏やかな老後が待っているかというと、まったく逆です。「年だけはとりたくない」「年には勝てない」などと言われるように、過酷な老いが迫ってくるからです。

老年期には三大喪失体験というものがあります。

第一は身体的機能の喪失です。筋力が低下し、鈍くさくなり、注意散漫になり、視力低下、聴力低下、味覚低下、歯の脱落、誤嚥《ごえん》、消化機能の低下、尿失禁、便秘、歩行困難、書字困難、平衡感覚低下、そして性機能の低下などが起こります。

免疫機能の低下で感冒から肺炎に移行しやすく、感染症に罹《かか》りやすく、止血機能の低下と毛細血管の脆弱《ぜいじゃく》化で内出血しやすく、皮膚は弱まり、傷は治りにくくなり、女性の場合は骨盤底筋群の筋力低下で、腹圧性尿失禁（くしゃみや大笑いで尿がもれる）や子宮脱（膣《ちつ》から子宮がはみ出る）も起こります。

呼吸機能の低下で息切れ、慢性気管支炎、肺気腫《はいきしゅ》などになりやすく、脳機能の低下でもの忘れ、気力低下、判断力低下、忍耐力低下、自制心も弱まり、すぐ感情的になったりします。移動能力の低下でひきこもり状態になったり、骨粗鬆症《こつそしょう》で転倒すると簡単に骨折したり、生活習慣病が悪化して、いわゆる〝病気のデパート〟状態になります。

老化は普遍的（だれにでも起こる）ですが、個人差があるので、多くの人は自分は大丈夫と思いがちです。その油断がいざ老化現象に直面したとき、どうしてこんなことにとか、こんなことになるとは思っていなかったなどの煩いと嘆きをもたらします。

二番目は社会的・経済的状況の喪失です。

退職、引退などで仕事をやめると、社会的な地位及び家庭での立場を失います。この喪失感は、社会で活躍していた人ほど大きくなります。若いころに出世や名誉を目指して頑張り、功なり名遂げて喜んでいると、老年期にそれを失うことで精神面での危機に直面します。企業の会長や大学の名誉教授などで、いつまでも肩書きに固執する人たちはそれを恐れているのです。たいしてえらくならなかった人のほうが、穏やかな老年期をすごせる可能性が高いともいえます。

長生きをすると、必然的に家族や親しい人との死別を経験することになります。子どもや孫の自立による離別、配偶者との死別もあり、自力で暮らせなくなって施設に入所すると、思いがけない生活環境の変化にも直面させられます。生きることへの意欲も低下し、万年床、着たきり雀、放置台所、いわゆるゴミ屋敷などの状態（「隠遁《いんとん》症候群」と呼ばれます）になることもあります。

高齢になると、自由な時間は増えますが、気力体力の低下でそれがうまく使えないようになります。

三番目は精神力の喪失です。

精神機能の低下で、意欲や興味、関心や好奇心が減退し、不安や心配、悪い予測や不都合な推測などが増大します。判断力も低下し、考えがまとまらない思考渋滞、思い込みによる被害妄想、不如意に対する嘆き、老いてしまったことへの悲しみなど、心は悪いほうへとばかり傾きがちです。

過去に得た知識や経験に依存するため、保守的、内向的、消極的、悲観的になり、気分は明るくなりません。若いうちに仕事に打ち込み、働くことしか知らない人は、余暇を楽しむ方法に疎く、せっかくの自由な時間に無聊《ぶりよう》を託《かこ》つことになります。

性格も変化し、頑固で嫉妬深くなり、猜疑心が強まって、依存的になり、意地悪でわがまま、自己中心的かつ自己肯定的で、都合の悪い事実は否認し、何かというと自己憐憫《れんびん》をもよおします。これらは老年期の体力低下で、生きること自体が負担になるため、若いころには維持していた自制心や忍耐力が失われるために生じる性格の悪化です。

しかし、よい変化もあり得ます。「老性自覚」と呼ばれるもので、死が近いことを意識することで、執着を捨て、現実を受け入れて、精神的な安定を得ます。死が避けられないことに対する一種の防衛機構で、抵抗しないことで安らぎを得る戦術です（抵抗すると苦しみますので）。

老性自覚の反動として、逆に派手な服や化粧で自分を飾ったり、過度に明るく振る舞ったりするのは、「代償行為」と呼ばれ、高齢者の複雑な心境を表すものと捉《とら》えられています。

さらに精神面での困難が増大すると、心気症、幻覚、妄想、せん妄、自殺などの危険が高まります。

心気症は不安や孤独感に襲われて、心身の些細な症状にこだわり、過度に心配して不穏になる状態です。

幻覚は幻視や幻聴などですが、見まちがいや空耳も多く、自分でも不確かな反面、否定されると逆に強弁したりもします。妄想も同様で、高齢者は心の整理がつきにくく、勘ちがいから妄想につながることも少なくありません。

せん妄は、脳の血液循環が低下して興奮や大声、妄想などが起こる状態で、糖尿病や高血圧などの人によく見られます。特に夜に起こりやすく（夜間せん妄といわれます）、認知症と混同されることもありますが、せん妄は一時的で、脳の血液循環が回復すると消えます。

高齢者の自殺は、孤独感、絶望、病苦、経済苦、老いの悲しみなどが原因で、予告サインが示されることもありますが、ふだんから「死にたい」と繰り返す人も多いので、判断に迷います。

いずれにせよ、この段階で精神面での健康を回復するのは時間的にもむずかしいので、それまでに精神的健康を保っておくことが肝要です。

女性のメンタルヘルスの困難

昨今、日本でもジェンダーギャップが問題にされ、さらなる改善が求められていますが、女性が精神面での健康を保つには、まだまだ困難な状況が残されています。

かつて高度経済成長期の日本は、男は外で仕事をして金を稼ぐ、女は主婦として家庭を維持するという役割分担がほぼ決まっていたので、女性は不自由でしたが、割り切ってしまえば精神面での安定は得やすい状況でもありました。結婚適齢期や家柄などの制約はありましたが、自分で相手を見つけなくても、見合いで結婚し、家事と子育てに専念していれば、それでよかったという時代でもありました。

現代は女性の社会進出が当たり前になったために、仕事を持たずにいる女性は、社会での経験が不足していると見られがちです。また、結婚していないと、若い間はいいけれど、高齢になったときの孤独や要介護の不安が消えません。仕事をして結婚もしていても、子どもがいなければ、自由な時間とお金はあるでしょうが、子どもとすごす時間の喜びや、さらには孫を持つことの喜びが得られません（これは男性も同じです）。人によっては不安をかきたてられ、不要な負い目を感じることにもつながりかねません。

また、職場や家庭で女性であるがゆえの差別を受けると、当然、怒りや苦悩が生じて、精神面での健康を阻害することになります。女性であるが故に給与が低いとか、管理職になれないなどの状況にある場合、むずかしいのは女性差別が原因なのか、本人の能力の問題なのかの判断です。能力があるのに差別で不遇を託っている人は、その能力を生かして現状を克服していくことも可能でしょう。能力がないのに不遇を差別のせいにしている人は、周囲の理解も得られず、精神面での危機を深めることになります。

世間に広まるメンヘラ

最近、ネットスラングで「メンヘラ」という言葉が広がっています。「メンタルヘルス」から派生した言葉ですが、精神面で何らかの問題を抱えた人のことを指します。感情の浮き沈みが激しく、寂しがり屋で強い自己愛を抱いている人で、以前は「かまってちゃん」

なども呼ばれました。自分に自信がなく、対人関係では相手のすべてを把握せずにいられず、束縛心や嫉妬心も強いという特徴があります。本人に自覚はなくても、周囲が当人の発言や行動に違和感を持って、「メンヘラ」と決めつけることもあります。

「ボダ」あるいは「ボーダー」という言葉もよく用いられます。これは「境界型人格障害」の「境界」から出た言葉で、いわゆる困った人、付き合いにくい人、迷惑な人などを指します。感情が不安定で、極端に走りやすく、衝動的で、対人関係も不安定になりやすいという特徴があります。「ボダ」はもちろん医学的な診断ではなく、周囲の人間が勝手にそう呼んでいるだけで、むしろ蔑称《べっしょう》に近く、医学的な「境界型人格障害」との境界は曖《あい》昧《まい》です。

「メンヘラ」に似た言葉で、「ヤンデレ」というのもあります。これは相手に対する愛情が病んでいるほど強い人を指します（病んでいるほどデレデレしているの意）。相手に徹底的に尽くす代わりに、嫉妬心が強く、相手のすべてを把握せずにはいられない特徴があります。「メンヘラ」とのちがいは、「メンヘラ」が自分が愛されたいという気持ちがベースになっているのに対し、「ヤンデレ」はあくまで相手に対する愛情が基本だということです。

ほかにも最近は「インセル」という言葉もよく見かけます。これは「involuntary（不本意な）celibate（禁欲主義者）」の略で、不本意ながら女性との交際や結婚ができずにいる男性を指します。「非モテ」ともいわれ、過度に精神的な鬱屈が蓄積すると、ときに凶暴な言動に出ることもあるようです。「インセル」は自らを〝遺伝的負け組〟と認識していて、自分たちを相手にしない女性全般を敵視し、「ミソジニー（女性蔑視主義）」に陥る人も少なくありません。

精神的に不安定な人が陥る状況には、ほかに自傷行為（リストカットなど）や摂食障害（拒食症・過食症）、抜毛症（自分の毛を抜く）などがあり、いずれも精神的に健康とはいえません。

発達障害、適応障害、人格障害、不安神経症、強迫神経症、先端恐怖症、閉所恐怖症、高所恐怖症、広場恐怖症、学習障害、注意欠陥多動性障害、自閉スペクトラム症、高機能自閉症、アスペルガー症候群など、精神的に健康といえない状態は数知れず、診断基準や概念も変化します。

世間に「メンヘラ」のような言葉が拡がるのは、ある種のレッテル貼りで、同じ側の人間としては理解不能だけれど、〝あちら側の人〟とすることで、自分たちとは関係のない人間とみなして安心するという世間の側の卑劣さでもあります。

「新型うつ病」は病気なのか

本来のうつ病は、特段の理由もなく深い憂うつ状態になるもので、「内因性うつ病（患者の内部に原因がある）」とか、「メランコリー親和型うつ病」などと呼ばれてきました。

これに対し、原因があってうつ状態になった場合、たとえば身内やペットの死、失職、失恋、事業の失敗などのあと、病的に長い期間、うつ状態が続くものは、「反応性うつ病」と呼ばれます。悲しいことがあれば落ち込むのは当たり前ですが、それが長期間続き、日常生活に差し障るくらいになると病気ということです。悲しみが長引くのは、メソメソした性格でも起こるので、病気か性格か曖昧なところがあります。

さらに近年、新しいタイプのうつ病が出現して、「新型うつ病」などと呼ばれています。

これは職場などでいやなこと、うまくいかないことがあると、気分がふさぐというもので、これまでにもふつうに見られた現象ですが、病的に気分がふさぐというのが特徴です。

さらにこの「新型うつ病」は、いやな状況を離れると元気になるという不思議な特徴があります。ですから、「新型うつ病」で休職すると、その間に旅行に行ったりもします。

「新型うつ病」は、本来のうつ病と正反対の徴候も示します。本来のうつ病は、寡黙で自責の念が強く、自己嫌悪も見られますが、「新型うつ病」は多弁で、周囲や他人を責め、自己愛的です。本来のうつ病には日内変動がありますが、「新型うつ病」にはありません。本来のうつ病には抗うつ剤がある程度効きますが、「新型うつ病」には効きません。本来のうつ病には希死念慮がありますが、「新型うつ病」にはほとんど見られません。

「新型うつ病」は、別名「現代型うつ病」「未熟型うつ病」「逃避型うつ病」「自己愛性うつ病」とも呼ばれます。つまり、自己愛的で未熟な人が、いやなことから逃避するためになる現代的な病気ということでしょうか。

本来のうつ病の人には、「頑張れ」は禁句だといいます。厳しく対応すると、自殺してしまうこともあるからです。だから優しい対応をとらざるを得ない。その状況を逆利用するように発生したのが「新型うつ病」で、まさに現代的です。

「うつ病は心の風邪」などともいわれますが、この言葉はうつ病に対する偏見や恐怖をやわらげる反面、うつ病のハードルを下げて「自称うつ病患者」を増やすことにもつながりました。精神科医で作家の春日武彦《かすがたけひこ》氏は、新しい抗うつ剤が次々開発され、その結果、うつ病患者が増えているのは明らかに矛盾だと指摘しています。いい薬ができたら患者は減るはずなのに、どんどん増えているのですから、不自然さを感じざるを得ません。

疾病利得の誘惑

ふつう病気になることは、損になることはあっても得になることはありません。ところが、現代では病気になることが得につながることもあります。

「新型うつ病」になって医療機関から診断書をもらうと、会社を休むことができます。就業規定によっては、その間も給与が支払われます。しばらく休んで、復帰したあとは、半日勤務とか楽な勤務環境が与えられ、少し慣れて厄介な仕事を割り当てられると、また「新型うつ病」が再発します。そして、医療機関で診断書をもらい、給与をもらいながら休養するという生活にもどります。「新型うつ病」の場合は、職場を離れると元気になるので、通常の休暇と同じようにすごせます。

このサイクルにはまると、当面の間は楽にすごせるという得が得られます。もちろん、長い目で見れば、本人の進歩も向上もないので損ですが、目先の誘惑に打ち克《か》つのはむずかしいことです。

人間の心は複雑で、病気になることで周囲から同情され、ちやほやされることが快感となり、わざと自分から病気になる（故意に怪我をするとか、感染するとか、身体に悪いものを食べる等）人もいて、「ミュンヒハウゼン症候群」と呼ばれています（ミュンヒハウゼンは奇想天外な物語「ほら吹き男爵の冒険」の主人公）。

さらに複雑なのは「代理ミュンヒハウゼン症候群」で、これは自分ではなく子どもなどを病気にさせ、懸命に看病して自分が同情されたりほめられたりすることを求める病気です。実際、二〇〇四年から二〇〇八年に京都で起きた事件では、母親が複数の娘の点滴に水道水を入れるなどして、わざと敗血症を引き起こさせ、一人を死亡させました。

わざとでなくても、病気や怪我で周囲から同情されたり、頑張りをほめられたり、あるいは仕事を休めたりすることが、ある種の得と感じられることはあり得ます。決して望ましいことではありませんが、努力せずとも手に入る喜びであるところが、精神の健康を害する危険性を孕んでいます。

第六章　健康と老化

老化はだれでも初体験

健康診断の問診で、「健康上、何か気になることはありませんか」と聞くと、五〇代の男性が、「膝《ひざ》が痛むんです。走ったりすると特に左の膝の裏が痛みます」と答えました。

「日常生活に差し障るくらいですか」と聞くと、「それほどではない」と言います。

「それなら病気ではなく、自然な老化現象ですよ」

そう説明すると、相手はいやそうに顔をしかめました。どうやら老化現象を認めたくないようです。しかし、認めざるを得ないという思いもあるようだったので、私はこう言い足しました。

「これからいろいろな不具合が起こりますから、心の準備をしておいたほうがいいですよ」

すると男性は「うわーっ」と声を出して、表情を歪《ゆが》めました。

私は笑顔でさらに続けました。

「老化現象でいろいろな症状が出た人の多くが、今までなかったのにとおっしゃいます。でも、今までなかったことが起こるのが老化なんです」

「はあ……」

男性はあきらめの苦笑いで、肩を落としました。

別の五〇代の男性は、問診にこう答えました。

「さっき、聴力検査で高い音が聞こえていないと言われたんですが、老化現象でしょうか」

「そうですね。老化現象と病気はよく似ていますから」

「そんなことを言われたのははじめてなので、気になって」

「だれでも老化は初体験なので、これまでなかったことが起こります。病気か老化かは、検査をしてみないとわかりません。病気なら治療でよくなる可能性もありますが、老化は受け入れるしかありません」

意地が悪いようですが、良薬口に苦し、あとの喧嘩《けんか》は先にという言葉もあります。「いつまでも元気に若々しく」などと言うより、よほど親切だと思います。

高齢者は医者に行って、病気だと言われたら喜ぶと聞いたことがあります。病気なら治る可能性があるけれど、「年です」と言われたら治らないからです。

老化の事実を拒みたいという心情は、多くの高齢者に見られます。自然な老化は自分が悪いわけでもないし、恥ずかしいことでもないのに、認めたくないのは老化の悪い面ばかりを見ているからでしょう。

上方《かみがた》落語の桂文喬《かつらぶんきょう》師匠のまくらに、右膝の関節が痛いという患者が、医者に「年です」と言われたら、「そんなことないでしょう。左膝も同い年ですけど、なんともないですよ」と答えるというのがあります。これなども老化を認めたくない高齢者の思いを如実に表しています。

老いを拒む苦しみ

ある七〇代の男性は、筋骨隆々で診察室に入ってくるときから胸を張り、肩を怒らせていかにも若さをアピールしているようでした。健康診断の問診をするとこう答えました。

「十五分ほど歩くと脚が痛くて歩けなくなるんです。少し休むとまた歩けます。整形外科で診てもらったら、脊柱管狭窄《せきちゅうかんきょうさく》症だと言われました。若いころから筋トレをして、不摂生もせず、健康に万全を期してきたのに、なぜこんな病気になるんですか」

脊柱管狭窄症は、脊椎《せきつい》の管が狭くなって神経が圧迫される病気で、脚に痺《しび》れや痛みが出ます。七〇代では特に珍しいものではありませんが、男性は不本意で仕方ないという顔でした。

「筋トレもやりすぎると骨に負担をかけますから、そのせいかもしれませんね」

私が言うと、とても受け入れられないという表情をしたので、私はこう補足しました。

「脊柱管狭窄症は病気のような名前がついていますが、自然な老化現象でもあります。長年、身体を使っていることによる症状ですから」

すると男性は気色ばみ、「私はまだ七二ですよ。若いときから鍛えてきたのに、老化現象などあり得ないでしょう。人生百年時代なんですから、七〇代はまだまだ現役じゃないですか。ましてや私はこれまで大病もせず、血圧も血液検査も心電図も正常で、タバコも吸わないし、肥満もしていないのに、なぜ脚が痛くなるんですか」

血圧も血液検査も心電図も、脊柱管狭窄症とは何の関係もありませんが、男性の頭の中では「健康関連」ということでひとまとめになっているようです。脚が痛いのは気の毒ですが、老化による不具合はだれにも止められません。それを拒むことが、いたずらに怒りや不満を強めているように見えました。

別の五〇代の女性は、左の足がよくつると言い、「水分が足りないのでしょうか」と聞くので、「それは関係ないと思いますよ」と答えると、「でも、よく言うじゃないですか、水が足りないと脚がつると」と不審そうな表情をしました。

答えずにいると、「でも、左の足だけがつるのは、左の筋肉に問題があるということでしょう。筋肉を鍛えようと思って、フラメンコは習っているんですけど、やりすぎて足首を痛めて、湿布を貼ってますけど、なかなか痛みが取れなくて。腰椎すべり症の手術もしたんですが、それが悪かったのでしょうか。もう一度、手術をしたほうがいいでしょうか。フラメンコを踊っているときでも身体がふらつくし、背骨もまっすぐ伸びなくていい形にならないんです。どうしたらいいんでしょうか」などと、取り留めなくしゃべります。

うまく答えられないので、「年齢的な変化もありますからね」と、老化現象を仄《ほの》めかすと、とたんに顔が強《こわ》ばり、うなずきもしませんでした。「そうですね」と、苦笑しながらでも納得してくれるかと思ったのですが、甘かったようです。

老化現象を鷹揚《おうよう》に受け入れる人もいますが、頑として拒む人もいます。前者は穏やかですが、後者は苛立《いらだ》ち、不満、怒りなどに顔を引きつらせています。

九三歳で亡くなった私の母親は、老いていろいろなことができなくなったことを嘆き、それでも何とか受け入れようと努力していました。亡くなる直前まで独り暮らしをしていたので、一般に比べればずいぶん健康だと思っていましたが、本人は情けない、歯がゆい、と悔やんでいました。もっと若くして寝たきりや半身不随になる人が大勢いるのに、元気なころの自分と比べるので、どうしても落ち込むのです。排泄《はいせつ》機能も低下して、尿失禁があるようでしたが、おむつは頑として受け入れず、尿取りパッドで凌《しの》いでいました。おむつはプライドが許さなかったようです。

逆に八七歳で亡くなった私の父は、老いを受け入れ、亡くなる一年あまり前から腰椎圧迫骨折のため寝たきりとなっていましたが、早々におむつにして平気な顔をしていました。

「年を取ったら赤ちゃんに還《かえ》るんや」

そう言っていましたから、精神面ではごく落ち着いていました。

あなたは何歳まで生きたいですか

「何歳まで生きたいですか」と聞かれたときの答えは、その人が持っている情報とイメージによるでしょう。一〇〇歳とか九〇歳とか答える人は、老いの現実を知らないか、あまり深く考えていない人だと思います。漠然とその年齢になっても元気なままでいられると思っているからそう答えるのです。私のように長生きの不如意と悲惨さを知っている者は、せいぜい七〇歳くらいでいいとか、六〇歳で十分と答えるでしょう。長生きをしすぎると、自分もつらいし、家族や周囲にも負担をかけることがわかっているからです。

長生きを求めすぎることは、自分で自分の首を絞めるようなものです。なぜなら、自ら満足して死ぬチャンスを捨てているからです。

以前、私は『日本人の死に時』（幻冬舎新書。二〇〇七年）に、死に時は六〇歳くらいと書きましたが、それは何も六〇歳で死んだほうがいいという意味ではありません。そう思っておいたほうが、いろいろな面で有利だということです。たとえば七〇歳で死を迎えるとして、死に時を六〇歳にしておくと、十年長生きしたと喜べます。死に時を八〇歳に設定していると、十年も早く死ぬのかと悔やまなければなりません。

また、死に時を六〇歳にしておくと、四〇歳ぐらいのとき、あと二十年しかないと日々を大切にする気持ちが強まります。逆に死に時を八〇歳にしていると、まだ四十年もあると油断して、日々をおろそかにしがちです。だから、死に時は早めに設定しておいたほうがいいということです。

これは高齢になってからでも同じでしょう。長生きを求めて健康増進に励むより、死に時を見定めて、日々を大事に生きるほうが、〝その日〟を迎えたとき、よほど満足と納得が得やすいはずです。

ある新聞で、「あなたは一〇〇歳まで生きたいですか」というアンケートがありました。答えはＹＥＳが三五パーセント、ＮＯが六五パーセントでしたが、世代別の回答では大きな差があるようでした。すなわち、若い世代と高齢者はNOが多く、その間の年代でYESが多かったのです。若者は先が長いので、別に一〇〇歳まで生きたいとは思わず、高齢者は長生きのつらさが身にしみているので一〇〇歳まで生きたいとは思わず、中高年はそのどちらでもないので、単純に死にたくないと思ってYESと答えたのでしょう。

ほんとうに一〇〇歳まで生きたらどうなるか、冷静に考えれば、決して望ましいとは思えないはずです。

アンチエイジン愚

アンチエイジングには大きく分けて二種類あります。

ひとつは外見の老化を防ぐ方法、もうひとつは内臓機能や細胞の老化を防ぐ方法です。長生きを求める人の多くが興味を持つのは後者でしょう。すなわち、見た目ではなく心身の老いを防ぐことです。

そのために使われるのが、薬や注射やサプリメントです。もちろん、いずれも医療保険の適用はありません。それは病気の治療でないからではなく、効果が証明されていないからです。

アンチエイジングを謳《うた》うサプリメントでは、専門家によるデータを公表しているものもありますが、いずれも消費者の目をくらますための手前味噌《みそ》のデータで、とても公正なものとはいえません。

最近注目されているメトホルミンやNMN（ニコチンアミドモノヌクレオチド）は、「抗老化効果」があるとされていますが、いずれも実際的な効果が証明されているわけではありません。いろいろ研究もなされていますが、多くは酵母やヒドラ（クラゲ目の刺胞動物）、線虫、マウスなどを対象としたもので、その効果が即、人間にも応用できるとはとても思えません。

それでもこれらのサプリメントをのんで元気になったと感じる人もいるでしょう。それは雨乞《あまご》いをしたら雨が降ったというのと同様、因果関係の証明にはなりません。特にこういうサプリメントは高額ですから、高いお金を払った分、効果があるにちがいないというバイアスもかかり、プラセボ効果（心理的な影響による効果）が出やすくなります。加えて売る側の宣伝文句も強烈なので、「信じる者は救われる」効果も出るでしょう。

おまじないでも効果があればいいわけですから、一概にサプリメントを否定するわけではありませんが、その根本にひそむ「いつまでも若くありたい願望」が、老いの現実をより苦しいものにすることを私は危惧《きぐ》します。欲望と執着は苦を生むだけですから。

今ひとつの外見に対するアンチエイジングは、簡単にいえば美容整形です。これはサプリメントなどとはちがい、実際的な効果があります。今は美容整形の技術も向上し、八〇歳を超えても皺《しわ》もシミもたるみもない自然な顔を造り上げることができます。さらには化粧品と化粧テクニックも洗練され、お金はかかりますが、見事な外見上のアンチエイジングが実現されています。

以前、大学の同級生の宴会で、似たような年齢なのに若く見える者、老けている者がいるので、やっぱり白髪や禿頭《とくとう》は老人に見えるのかと話していたら、仲居さんが「わたしらはそんなところは見ません。お年は首筋でわかります」と教えてくれました。いくら顔を若々しく造っても、首筋を忘れていたら年齢はバレバレということになります。

美容整形と化粧の技術は進歩しましたが、外見上の若さと美貌《びぼう》に専心しすぎると、きりがありませんし、出費もかさみ、内面の浅はかさが露呈する危険もあって、あまり好ましくないことになります。

健康増進の落とし穴

健康増進という言葉は、肯定的に捉《とら》えられることがほとんどでしょう。しかし、何事にもいい面と悪い面があるように、健康増進にも悪い面があります。それは「死ねない悲惨」を招くことです。

私が在宅医療で診ていた九〇代の女性は、肺気腫《はいきしゅ》で寝たきりとなり、常に激しく喘《あえ》いでいました。肺気腫は肺胞の壁が壊れてスポンジ状の形態が崩れ、肺に空気は入るけれど出にくくなる病気です。そのため肺が空気で腫《は》れて呼吸が苦しくなります。苦しさの原因は、酸素不足ではなく、二酸化炭素が排出しにくいことなので、酸素マスクは意味がなく、治療のしようもありません。毎回の呼吸が苦しいのですから、そのつらさには思うにあまりあります。

何度か診療に通ううちに気心が知れ、女性は息も絶え絶えに私にこう言いました。

「先生、わたし、若いころ、毎朝、体操したら、長生きできる、と、聞いて、毎朝、体操、したんですけど、あれが悪かったんでしょうか」

最後は呻《うめ》くような嘆きでした。

今、健康増進のために運動をしたり、食事に気をつけたり、禁煙、節酒などに励んでいる人も多いでしょうが、そういう人たちは気をつけなければなりません。思いがけない長生きの苦しみに直面して、後悔することもあるからです。

私の父は八〇歳くらいまでは生きたいようでしたが、八〇歳をすぎたあとは、今度は無闇に長生きすることを恐れていました。父も医者だったので、九五歳とか一〇〇歳まで生きたら自分では何もできなくなり、母や私たちに多大の介護負担をかけるようになることがわかっていたからです。

だから、八五歳で前立腺《ぜんりつせん》がんになったときは、診断してくれた泌尿器科の部長に、「これで長生きせんですみますな」と、心底、嬉《うれ》しそうに笑いかけました。治療を勧める部長に、「とんでもない」と首を振り、一二年後、無事に自宅で穏やかな最期を迎えました。

ちなみに、以前、何誌かの週刊誌が行った医者に対するアンケートで、希望する死因の一位はいずれもがんでした。がんなら死ぬまでに二、三年の余裕があるので、それまでにしたいことができますし、無闇に長生きをする危険からも免れるからです。

一般の人はポックリ死や老衰の死を希望しそうですが、ポックリ死は人生を振り返る余裕もなく、周囲に迷惑をかけるだけでなく、原因となる心筋梗塞《こうそく》やくも膜下出血には激烈な痛みがあり、いきなり死に直面する恐怖と混乱を経た上での死であり、老衰死も、穏やかに眠るように死ぬ前に、何年にもわたる不如意と不自由と要介護の苦しみを経なければならないので、現実を知る医者は希望しないのです。

ピンピンコロリの嘘

ピンピンコロリを老化の理想と捉えている人も多いでしょう。もともとは長寿県で高齢者の医療費も少ないことで知られる長野県から出た言葉ですが、ピンピンと元気に老いて、最後はコロリと死ぬのうという意味です。

私は『破裂』という小説を書くとき、この発想に興味を持って、いろいろ資料を調べました。どの本にもピンピン元気に老いる方法は出ていましたが、コロリと死ぬ方法は書いてありませんでした。まるでピンピンと元気に老いれば、あとは自然にコロリと死ねると考えているかのようでした。

しかし、ピンピンと元気に老いるためには、若いうちから身体を鍛えたり、食べ物に注意したりして、健康増進に努めなければなりません。そんなふうに頑張った人はコロリとは死ねません。コロリと死ぬのは不摂生をした人です。若いうちから暴飲暴食をし、タバコもお酒ものみ放題で、運動もせず徹夜で遊び、肥満し、ストレスいっぱいの生活をしている人が、心筋梗塞や脳卒中でコロリと死ぬのです。健康増進に努めた人はピンピンのあと、長期間ダラダラと不如意でつらい長寿の苦しみを味わうことになります。

ピンピンコロリについては批判的な意見もあって、寝たきりで役に立たない高齢者を否定するのかとか、遠慮や気遣いによる要介護状態の忌避、あるいは、コロリと死ぬのは突然死で見送る側にさまざまな負担をかけるなどともいわれています。中には、コロリでなく寝たきりになっても温かい支援を受けることができ、満足して最期を迎えられるような社会にすべきという意見もありますが、私には空想的理想主義としか思えません。

つまみ食いで安心する人々

健診センターで診察をしていて感じるのは、健康診断もがん検診も人間ドックも、すべて健康のつまみ食いということです。

年一回の健康診断では、命に関わるような重大な病気が見つかることはほとんどありません。そんな病気があれば、たいてい症状があるので、無症状というだけですでに健康診断で診る範囲の健康は保証されています。

無症状で命に関わる病気の代表はがんでしょう。ですから、がん検診が勧められるわけですが、これも前述の通り五種類（男性は三種類）だけで、まさにつまみ食いもいいところです。がんになる臓器は、メジャーなものだけでも肝臓、すい臓、腎《じん》臓、胆のう、総胆管、食道、膀胱《ぼうこう》、前立腺、卵巣、子宮体部、咽頭《いんとう》、喉頭《こうとう》、舌、皮膚などがあり、ほかにも白血病、骨肉腫、横紋筋肉腫、多発性骨髄腫、悪性リンパ腫、さらには稀少《きしょう》がんといわれるものも少なくありません。毎年熱心にがん検診を受けている人もいるでしょうが、それらのがんは心配しなくていいのでしょうか。また、悪性度の強いがんだと、年一回の検診では手遅れになる危険性もあります。

人間ドックなら全身をチェックしてくれると思っている人もいるでしょうが、これもつまみ食いにほかなりません。身体にはあらゆる臓器、細胞があり、それぞれがあらゆる病気になる可能性があるとき、稀少疾患までチェックしようとすれば、膨大な時間と経費と体力を要し、現実的ではありません。

それにどれほど詳しい検査をしたところで、結果はその時点のみ有効で、一年後まで同じ状態が続くという保証はありません。さらにいえば、がんは最低でも五ミリから一センチくらいの大きさにならないと発見できませんから、異常なしと判定されても、細胞レベルでがんがひそんでいる可能性は否定できません。

それでも多くの人が健康診断やがん検診などで安心するのは、ある種の幻想でしょう。ぜったいに安心などという状況はあり得ないのですから。

健診業界は健康な人から収入を得る業界です。自分たちの収入が減るようなデータはぜったいに公表しません。逆に収入が増えるような情報、すなわち、健康診断やがん検診は受けたほうがいい、受けなければ危険、受けたおかげで命拾いしたなどのメッセージばかり発信します。政府も役所も国民の健康を守るという錦の御旗《みはた》で、健診業界を後押しします。ブレーキなしのダブルアクセル状態です。

実際、健康診断やがん検診のおかげで命拾いする人がいるのも事実です。ですから、まったくやめたほうがいいとは思いませんが、無駄な出費、無駄な時間、無駄な労力、無駄な心理負担が発生しているのも事実です。

人間ドック業界では、検査結果で異常なしが多いと次から受けてくれないので、ある程度異常が出るように、わざと基準値を厳しくしていると、冗談交じりに疑いを口にする医者もいます。基準値を厳しくすることには、製薬会社も賛成することは先にも述べた通りです。

高齢になれば基準値をはずれる検査結果が増えるのは当然です。その中にはまったく気にする必要がないものも多く含まれます。検査さえ受けなければ、心安らかに暮らせるのに、検査を受けたから不健康という状況もあります。

それでもやっぱり、検査を受けないと心配という人がいたら、ダブルアクセルの宣伝文句に影響されているのでしょう。

誤嚥性肺炎が起こる理由

誤嚥《ごえん》性肺炎は、誤嚥、すなわち気管に食べたものが入ることによって起こる肺炎です。

なぜ食べたものが気管に入るのか。その前に、そもそもなぜ口から入ったものが、飲み食いしたものは食道に入り、空気は気管に入るのか。それは喉頭（のど仏のあたり）に喉頭蓋《がい》という軟骨のフタがついているからです。ものを飲み込むとき、必ずゴックンとのど仏が上下します。このとき、気管の入り口についている喉頭蓋が、シーソーの原理でのど仏が上がったときに、ピタリと気管の入り口を閉じてくれるのです。

ところが高齢になると、喉頭蓋が萎縮《いしゅく》したり、気管の入り口（声門）が長年の重力の影響で下がったり、脳の嚥下機能が低下したりで、隙間ができるようになります。そこで食べたものが気管に入る誤嚥が起こるのです。

余談ですが、気管の入り口には声帯がついています。肺から出てきた空気が声帯を震わせることで声が出ます。ものを飲み込む瞬間にしゃべろうとすると、肺から出てきた空気が声帯だけでなく喉頭蓋も押し上げますから、隙間ができ、食べたものが気管に入って、むせることになります。ものを食べているときにはしゃべるなという躾《しつけ》は、誤嚥を防ぐための教えでもあるのです。

若者なら誤嚥しても、むせることでしっかり咳《せき》をして、異物を外に出せますが、反射が弱っている高齢者は完全に出すことができず、気管内に食べたものが残ります。そこには雑菌が多く存在するので、感染が起こり、肺炎を発症するのです。若者なら感染で肺炎になっても抗生剤で治療できますが、免疫力の弱っている高齢者では、抗生剤の効きめも弱いため、重症化して死亡するということにもなります。

ですから、高齢者が頻繁に誤嚥するようになると、毎回の食事が死につながる危険を孕《はら》むことになります。その危険を避けるために、胃ろうを勧められることがあります。

胃ろうは腹部に穴を開け、胃にシリコンチューブを挿入して固定し、点滴の要領で体外から胃に直接、流動食を流し込みます。口から食べる必要がなくなるので、誤嚥しなくなるというわけです。しかし、誤嚥性肺炎は食べたものだけでなく、唾液《だえき》の誤嚥でも起こりますから、胃ろうにしたら安全というわけではありません。

高齢者の誤嚥性肺炎は治療しない？

誤嚥性肺炎を起こすと、厳重な治療が必要ですから多くの場合、入院することになります。場合によっては抗生剤の多剤投与や人工呼吸を必要とすることもあります。それで回復すればいいですが、そのまま悲惨な延命治療に突入することも少なくありません。どちらかといえば、後者が多いでしょう。

そのせいか、二〇一七年に日本呼吸器学会が驚くべきガイドライン（「成人肺炎診療ガイドライン2017」）を発表しました。高齢者の繰り返す誤嚥性肺炎や終末期の肺炎などに対して、個人の意思やＱＯＬ（生活の質）を尊重した治療・ケアを行うというのですが、わかりやすくいうと、高齢者の誤嚥性肺炎は治療しない選択肢もあり得るということです。しかも、その理由がすごいです。治してもまたなるからです。たしかに、誤嚥性肺炎を治療しても、嚥下機能は回復しませんから、再発の可能性は少なくありません。

高齢者が誤嚥性肺炎になったら死ねというのかと、怒り心頭に発する人も多いでしょう。しかし、私は必ずしもまちがった判断とは思いません。なぜなら、先にも述べた通り、誤嚥性肺炎の治療が見るも無惨な最悪の延命治療になることが少なくないからです。

多くの人は、助かる見込みがあるなら治療してほしい、助からないのなら延命治療はしてほしくないと思っているでしょう。しかし、助かるか助からないかは、治療をやってみないとわかりません。ですから、助かる見込みに賭《か》けて治療を受けるのなら、悲惨な延命治療になるリスクを受け入れてもらわなければなりませんし、ぜったいに悲惨な延命治療は避けたいというのなら、助かる見込みがあっても病院に行かない選択をしてもらわなければなりません。こういう厳しい判断ができることが、人間としての成熟でしょう。

そもそも誤嚥性肺炎を繰り返すようになるのは、嚥下機能が低下するほど高齢になっているということで、人生の終わりに近づいているのはまちがいありません。いったん治療で回復しても、また繰り返します。そんな状況で延命にすがるより、そこに至るまでに十分満足できる人生を送っておくべきです。いつかは最期が来るのだから、早くからそのことを意識し、いつ〝その日〟が来てもいいように心がけておけば、下手な道（治療にすがって尊厳のない延命治療になる）を選んで、あとで悔やむこともないと思います。

生にしがみつくことの不幸

命が惜しいのはだれでもです。もちろん私も惜しいです。ですが生にしがみつくことで、助からないだけでなく、いたずらに苦しみを増やし、時間を無駄にして、悔いを残しながら亡くなった患者さんをたくさん見てきたので、適当なところで死ぬのがいいと実感しています。

だから、自分だけでなく、他人の死に対しても、いいタイミングで亡くなった人には、よかったですねと、私は死を肯定しています。死を肯定するなんて、信じられないという人もいるかもしれませんが、いくら全否定していても、死ぬときは死にます。

外科医のころは、がんの患者さんの治療で悩みました。今から四十年ほど前のことで、当時はまだ患者さんにがんの告知をしていませんでしたから、最後まで治療を求める人がほとんどでした。がんの治療は再発した場合、抗がん剤の治療が中心になります。抗がん剤は副作用が強いので、効果がある間は頑張って治療を続ける意味がありますが、効果がなくなれば、治療を続ける意味はなく、むしろ副作用だけが残って患者さんを苦しめたり、寿命を縮めたりすることになります。つまり、がんはある時期を超えると、治療しないほうがＱＯＬを高めることになるのです。

しかし、この事実を理解している人は少なく、治療しないこと＝死の宣告と受け取る人が多いようです。そのため最後の最後まで無益な治療を求め、自ら貴重な残り時間を無駄にする患者さんを見るのは、なんともつらいことでした。

また、苦しい治療を乗り越えたら、がんが治ると思い込んでいる患者さんもいて、まるで荒行に立ち向かうように、副作用の強い治療を求めたりするケースもあります。私の親《しん》戚《せき》でも、母親が卵巣がんになり、副作用の強い治療を受けて亡くなったあとで、娘から「お母さんはあんなにつらい治療を頑張ったのに、どうして」と聞かれて困惑したことがあります。副作用の強さと治療効果は関係がなく、多くの場合、つらい治療は体力を損ねる分、病勢を強めて逆効果です。

別の知人の父親は、それまで健康情報になど見向きもしなかったのに、胃がんのステージ4の診断を受けたとたん、娘さんが「がんにはタンパク質がよくない」と言ったのを信じて、好きな肉料理を食べなくなりました。それで結局亡くなったのですが、知人は父親に好きなものを食べさせてやりたかったと悔やみ、いい加減な健康情報はほんとうに罪が深いと怒っていました。

そんな単純な情報を信じるほうが悪いと思う人もいるかもしれませんが、がんで死が迫っているとき、これがいいとか悪いとか言われたら、無視できる人はどれだけいるでしょう。

大学で医学概論の講義をしていたとき、学生に手遅れのがんになったら、それでも治療を続けるかというレポートを書いてもらうと、「手遅れなら治療せず、温泉に行ったりして好きなことをする」と書いた学生が少なくありませんでした。それで次の講義で、「がんで死ぬことが確定しているときに、温泉に行って楽しめますか」と聞くと、多くが神妙な顔で首を振りました。やはりその状況がリアルに想像できていなかったようです。

どうせ死ぬのだから、最後は好きなことをやって死にたいと思っている人は、よほど事前に心の準備をしておかないと、最後に生への執着が出て、好きなことどころではなくなるでしょう。

いつまでも健康に執着して、生にしがみついているとロクなことはありません。死が迫ってきたとき、慌てずうろたえず、上手に最後の時をすごすためには、やはり早めに死に対して冷静でいられる心の準備が必要だと思います。

認知症は早期発見しないほうがいい

健康と老化を考えるとき、認知症は避けては通れない問題です。医師会や自治体は認知症の早期発見・早期治療を勧めていますが、これもいい面ばかりではありません。

私は在宅医療で多くの認知症患者さんとそのご家族を見てきましたが、少なくないご家族が同じパターンで介護を苦しいものにしていました。一言でいうと、認知症を治したい、これ以上、悪化させたくないというご家族の思いが、患者さんのストレスになって、徘徊《はいかい》や介護抵抗などの周辺症状（介護者にとっては問題行動）を増悪させていたのです。

ご家族は病気だけを否定しているつもりでしょうが、認知症の患者さんは人格そのものが否定されるように感じます。自分では悪いことをしているつもりはないのに、怒られたり、止められたり、嘆かれたりする。それは大きなストレスです。

認知症を早めに見つけようと、家族が老親に日付を聞いたり、前の晩のおかずを訊《たず》ねたりするのはよくありません。そんな簡単なことを問われること自体、認知症を疑われていると感じて傷つきます。孫の名前を聞いたりするのもNG。高齢者にはわかっているけれど、答えられないことも多いからです。

認知症を予防しようと、脳トレやクイズ、さまざまな運動などをさせるのもよくありません。効果が不確かな上、楽しくないし、させられる感も強いので、ストレスを高めるだけです。

明らかにおかしな症状があると、家族は即、認知症だと決めつけ、病院に連れていこうとしますが、これも逆効果であることがほとんどです。高齢になれば、認知症でなくてもおかしなことをすることもあるし、そもそも病院に連れていったところで、どんな治療があるというのでしょう。先に書いた通り、新しく承認された薬でさえ、高額な割に二七パーセント進行を遅らせる（進行を止めるではありません）という薄味のもので、それも何年か後にはやっぱり効いてませんと承認を取り消される可能性も否定できないものです。

その一方で、患者さん本人は認知症という診断でレッテルを貼られ、ちょっともの忘れがあったり、勘ちがいがあったりすると、すわ認知症の悪化かと怯《おび》え、周囲も心配し、生活が認知症の恐怖に塗り込められます。

そんな恐ろしい状況になるよりは、多少おかしな行動があっても、年をとればこんなもの、むかしでいうモーロクだ、くらいですませておくほうがいくらか楽で気軽で健全でしょう。

もちろん、火の不始末や徘徊で警察のお世話になることなどが増えると、適切な対応が必要です。しかし、だからといって認知症に過敏に反応するのは考えものです。少しでも早く専門家に頼ってという気持ちもわからないではないですが、自分自身や家族が認知症になって困っている専門家もいるので、くれぐれも過度な期待は禁物です。

ありのままの自分を生きる

健診センターで毎回、七十人ほどの受診者を診察していると、世の中には実に多種多様な人がいることを感じます。外見が異なるのは当然ですが、声の調子、態度、雰囲気も千差万別です。健康に対する関心の度合いもさまざまで、神経質な人もいれば、ほとんど無《む》頓着《とんちゃく》な人もいます。

高齢になれば、健康に問題が生じるのは当然です。あらゆる検査の基準値が、高齢者向けにできていないのですから。それを素直に信じて、若者の基準に合わせようとするのは無駄な努力です。

若いときはきれいになりたいとか、人にほめられたいとか、みっともないと思われたくないなどの思いがありますが、高齢になってそういう煩悩から解放されると、新鮮なほど楽に生きられます。私は髪が次第に薄くなりかけたとき、四〇代や五〇代には大いに悩みましたが、六〇代後半になって、まったく気にならなくなりました。年齢が髪の毛の薄さを追い越したので、この歳ならこんなものだろうと開き直れたのです。

老化はどんどん進むのですから、いつまでも若々しくありたいなどと思っていると、いつまでも苦しむことになります。いつまでも健康でいたいと思うのも同様です。

老化が進めばいずれ最期が訪れるのですから、ある程度の年齢になったら、健康のことは忘れてもいいのではないでしょうか。

最近、ある新聞に画家の横尾《よこお》忠則《ただのり》氏の言葉が紹介してありました（朝日新聞「折々のことば」鷲田《わしだ》清一《きよかず》　二〇二三年一二月五日）。

年を取るとさまざまな老化現象が起こるけれど、ハンディキャップだらけの自分が「僕の自然体」として、目標など掲げず、シンプルに生きることを推奨しているのです。そして、引用されている言葉にはこうあります。

「健康でいたい、そのために何をすればいいいか、という課題はすべてストレスになります。……健康を害しています」（『老いと創造　朦朧《モーロー》人生相談』から）

私も一〇〇パーセント同意します。

第七章　健康を失って見えるもの

感謝は足りていますか

健康を失ってはじめてわかること、それは健康のありがたさであるというのは、それまで健康のありがたさが十分にわかっていない人の言葉でしょう。親のありがたさ、配偶者のありがたさ、仕事があることのありがたさ、お金のありがたさ、平和のありがたさ、空気や水のありがたさ、いずれもみな同じです。それがわかっていればふだんから不平や不満は出ないはずです。

幸い、今のところ私は取り敢《あ》えず健康ですが、健康のありがたみは十分、学ばせてもらっています。

たとえば、慢性閉塞《へいそく》性呼吸器疾患（肺気腫《はいきしゅ》や慢性気管支炎）の患者さんを診察すると、ふつうに呼吸できることが、どれほどありがたいのかが実感されます。

在宅医療をしていたとき、脊髄《せきずい》小脳変性症の患者さんを三人受け持ちましたが、その生活の困難は想像を絶するものでした。小脳機能が衰えることで、手が思い通りに動かず、食事のときでも、先割れスプーンでおかずをすくうのに手を何度も行ったり来たりさせ、ようやくすくうと、今度はそれを口に運ぶのにもまた首と手をゆらゆらさせて、一口食べるのに多大の苦労を要していました。そんな姿を見ると、ふつうに食事ができることのありがたさを思い知らされます。

長年、高齢者医療に携わっていると、ふつうに歩けること、話せること、飲み込めること、排泄できること、入浴できること、立ち上がれること、ぐっすり眠れることなどのありがたみが身にしみます。最近は老眼が進み、耳も聞こえにくくなってきましたが、それでも新聞や文庫本が読め、音楽や落語が聴けることにいつも感謝しています。そして、これがいつまでも続かないことも覚悟しています。すると、今の状態がこの上もなくありがたいと思えてきます。

「感謝」と「足るを知る心」は、欲望と執着の対極にあるものです。それが苦を取り除く近道だということは、すでに二六〇〇年ほど前にお釈迦《しゃか》さんや老子《ろうし》が唱えていることです。

同じ難病でも心の持ちようで大差

医療が万能でないことは、だれしも知っているでしょうが、自分が病気になったとき、それが治らないという事実を受け入れるのは簡単ではないはずです。いわゆる難病がそれに当たりますが、中でもＡＬＳ（筋萎縮《いしゅく》性側索硬化症）は、ひじょうな困難を強いられる疾患です。

この病気になると、全身の筋肉が徐々に萎縮して、動けなくなり、話せなくなり、飲み込めなくなって、最後は呼吸ができなくなります。そうなる前に人工呼吸器をつけると、命は助かります。しかし、飲み込めないので胃ろうをつけなければならず、口から食べる喜びは失われます。筋力低下と人工呼吸器のせいで、話すこともできず、寝たきりで寝返りも打てず、うなずくことすらできなくなって、動くのは眼球のみという状態になります。

意識はクリアなので、すべての苦痛をリアルに認識しなければなりません。介護はいわゆる全介助で、床ずれ予防の体位変換から全身の清拭《せいしき》、おむつの交換、陰部洗浄、口腔《こうくう》ケア、洗髪、爪切り、耳掃除などを、二十四時間、三百六十五日ずっとしてもらわなければなりません。そのつらさから、安楽死を求める患者さんもいて、人工呼吸器をつけるか否（つまり、そのまま死を迎える）かが悩ましい問題となります。

私の知人の同僚がこの病気になり、専門性の高い病院で治療を受けはじめたけれど、主治医が絶望的なことばかり言うので、もっといい病院を紹介してもらえないかと、知人から相談を受けました。話を聞くと、主治医の対応は特段、問題とは思えず、患者さん本人はもっと希望が持てる話が聞きたいようでしたが、安易な励ましやなまじの希望はあとで絶望を深めるだけなのはわかっていることです。嘘でもいいから希望を持ちたいという気持ちもわかりますが、それは目先をごまかしているだけで、現実の受け入れを遅くするばかりです。そうなると、せっかくの残り時間も無駄になりかねません。私は、「病院を替わっても同じと思うよ」としか答えられませんでした。

私は在宅医療をやっていたときにＡＬＳの患者さんを一人受け持ちました。六〇代の女性で、専門の病院で治療を受けていましたが、いよいよ終末期に入ったので、あとは治療をせず、家で家族とすごしたいということで在宅医療に移ってきました。

彼女の場合は呼吸筋も萎縮していましたが、まだ人工呼吸は必要なく、補助呼吸器（マスクタイプで、自発呼吸を補助してくれるもの）をつけていました。声はかすれていましたが、話すこともできました。

初診のとき、完全に寝たきりのことについてこう言いました。

「身体は動かんでも、心は自由やから」

それからの診療は私にはつらいものでしたが、患者さん自身はいつも笑顔を忘れず、病気の不満も言わず、むかしの思い出や夫との生活のことなどを話してくれました。

呼吸筋の萎縮が進み、いよいよ人工呼吸器が必要になりかけたとき、その女性はこう言いました。

「わたしたち夫婦には子どもがいませんから、楽しみは主人との会話だけなんです。人工呼吸器をつけたら話せなくなるのでしょう。そうしたら生きてる意味がなくなるので、このままでけっこうです」

それで人工呼吸器はつけないまま亡くなりました。

知人の同僚は病気を受け入れていないので、おそらく長い期間、苦しまなければならないでしょう。私が在宅医療で受け持った患者さんは、病気の苦しみはあったでしょうが、最後の時間を夫婦ですごす安らぎはあったと思います。

胃がんを治療しなかった医者

もうずいぶん前になりますが、医者向けの「日本醫事《いじ》新報」という雑誌に、ある内科医の手記が三回にわたって連載されていました。筆者は三浦《みうら》市立病院（神奈川県）の院長を務めていた丸山《まるやま》理一《りいち》氏で、六二歳のときに自分で自分の胃がんを診断したあと、治療をせずに約七カ月後に亡くなりました。

がんの治療をしないと決めた理由について、こう書かれています。

・ある年齢になれば、消化器系のがんになって、ものが食べられなくなり、やがて寝たきりとなって死ぬのも悪くない。
・六二歳ならもういいと思った。
・長生きをしすぎて、悲惨な老後を生きるより、がんで早めに死ぬほうがいい。

一回目の手記を公表したあと、治療しない選択について、読者の医者から独善的だとか、非医学的だなどの批判もあったようですが、丸山氏は老衰や難病で何年もかかる悲惨な死を死ぬより、一年ほどで確実に死ねるがんによる死も悪くないのではと反論しています。一般の読者には受け入れにくいかもしれませんが、高齢になって死ねない苦しみを味わっている人なら、即、納得するでしょう。

治療しないと決めると、手術で痛い目に遭うことも、抗がん剤の副作用で苦しむこともなく、体力の許すかぎり好きなことができます。丸山氏も院長職を辞したあと、診療所の所長として仕事を続け、プールで泳いだり、おいしいものを食べに出かけたりして、自由な時間をすごしていました。

家族は治療しないことを受け入れられず、特に奥さまは町で似たような年齢の夫婦を見ると、思わず涙したそうですが、時間がたつにつれ丸山氏の思いを受け入れ、葬式のときに着る喪服の相談などをしていたそうです。

さらに驚くべきことに、死が近づいてくると、身体の動きだけでなく、精神の働きも弱って、死に対する恐怖が鈍ってくるのだそうです。死に対する恐怖や忌避感は、元気だからこそ感じるもので、死を受け入れ、時の流れに身を任せていると、恐怖心も自然と薄れてくるというのです。これは朗報ではないでしょうか。死ぬのが怖くて仕方ない人も、実際に死が近づいてくると、さほど怖くなくなるというのですから。

三回目の手記にはこうあります。

「大袈裟《おおげさ》に言うと、こういうことも自然の摂理とでもいうものでしょうか？　死は近い将来に来るとして、諦《あきら》めて受け入れるということも段々と自然のこと？　抵抗の少ないことともなるようです」

死を受け入れれば、こんなに穏やかな心境になれるのです。

人はだれでも必ず死にます。であれば、恐れたり、嘆いたり、あがいたりするより、平安な心持ちで迎えるほうがいいに決まっています。それができるかどうかは、そのときまでにどう生きたかによるでしょう。〝その日〟がいつ来てもいいように、日々を送ることがポイントです（おまえはそれができているのかと問われたら、肩をすくめるしかありませんが）。

乳がんになって変わった人生観

ある開業医の夫人は、多忙な夫のクリニックの事務関係を一手に引き受け、生活のほぼすべてが夫婦ともども仕事一辺倒だったそうですが、乳がんになり、死ぬ可能性に直面したことで、人生は一回きり、残りの時間も限られていることにはたと気づき、人を雇って仕事を減らし、習い事や外出、外食、友人との時間などを増やして、人生を楽しむようになったそうです。

人生が一回きりで、残りの時間がかぎられていることはだれしもわかっていても、それは脳の表面でわかっているだけで、脳の深いところにまで伝わっていないのでしょう（もちろん比喩《ひゆ》です）。がんになることで死を現実的に意識し、人生観が変わったのであれば、がんにもよい面があるということです。開業医夫人があのまま仕事一辺倒で老いてしまったら、人生を楽しむチャンスを逃したままになりますから。

現代の日本人は一生のうちに二人に一人ががんになり、三～四人に一人ががんで亡くなるといわれています。私の友人・知人や親戚《しんせき》にもがんになる人が多く、食道がん三人、乳がん四人、すい臓がん二人、肺がん一人、胃がん一人、大腸がん一人、卵巣がん二人、腎《じん》臓《ぞう》がん三人、前立腺《ぜんりつせん》がん三人、皮膚がん一人、原発巣不明がん一人で、このうち九人が亡くなっています。ですから、まったく他人事《ひとごと》ではなく、自分もしくは家族ががんになる可能性は常に考えています。妻も私もがん検診は受けていませんから、見つかるとしたら進行がんの可能性もあります。そのとき、慌てずに対処できるか否か。なってみないとわかりませんが、これだけ前もって意識していてもうろたえたりしたら、やっぱり頭で考えるのと、実際になるのとでは雲泥の差だなと思うことでしょう。さして変わらなければ、心の準備は無駄ではなかったということになります。

もし、自分ががんで死ぬのなら、診断はできるだけ遅いほうがいいです。知らない期間が長いほうがゆったり暮らせますから。そう考えると、がんの早期発見にやっきになる人の気持ちがわからなくなります。若いうちならまだしも、私のように七〇歳近くなったら、がんはできるだけ見つけないようにするというのも一法です。

もし、がんが見つかったらどうするか。丸山氏のように治療をしない選択を取れるかどうかはわかりません。しかし、『大往生したけりゃ医療とかかわるな』（幻冬舎新書）の著者、中村仁一《なかむらじんいち》氏に、「死ぬならがん、ただし治療せずに」の言葉もあります。試しにちょっと治療してみて、ダメならすぐに引き揚げる。そういう戦略がいいのかもしれません。

胃ろうとCVポートの悩み

胃ろうは先に述べたように、腹部から胃に差し込んだシリコンチューブから流動食を注入するもので、CVポートは高カロリー輸液をしやすくするため、上大静脈に差し込んだカテーテルの手前につけた五百円玉ほどのシリコンタンクを、胸の皮下に埋め込んだもので、輸液をするときにはこのシリコンタンクに点滴の針を刺して行うものです。

いずれも口からものを食べられなくなったときに使用しますが、先に述べた誤嚥《ごえん》性肺炎を防ぐ場合だけでなく、高齢になって食欲が失せ、口から食事を摂《と》らなくなった高齢者にも使われます。

高齢になって老衰に近づくと、徐々に食欲は失せます。臓器がエネルギーを必要としなくなる、あるいは受け付けなくなるからです。家族は、当然、心配します。そして、何とか食べさせようとします。

在宅医療をしているころにもよくありましたが、老衰やがんの終末期の患者さんの家に行くと、家族が「今日はプリンを二口食べてくれました」などと、嬉《うれ》しそうに報告してくれることがありました。家族は患者さんが飲み込んでくれたら、「よかった。食べてくれた」と喜びますが、患者さん自身は飲み込んだものが胃や腎臓や肝臓や心臓の負担になって、苦しみます。そもそも食べ物も飲み物もふんだんにあるのに、食べたいと思わないのは、身体が必要としていない、あるいは摂取しても利用できない状態にあるからです。それを、食べなければ死ぬという思いで、懸命に食べさせようとする家族がいますが、それは本人に負担をかけているだけです。

欧米では食欲のない高齢者に無理に食事をさせることは、虐待とされています。胃ろうとCVポートも同様です。患者さん自身がこれをしてくれと求めることはまずなく、たいていは家族が頼んできます。なぜ頼むかといえば、医者から「このまま栄養補給がされなければ、命の保証はありません」などと言われるからです。医者はなぜそんなことを言うのか。それは胃ろうやCVポートの手段があることを説明せずに、患者さんを死なせたら、あとで「患者を見捨てた」「まだ助かる方法があるのに死なせた」等、理不尽な非難をする人たちがいるからです。

つまり、医者は半分保身のために言うのですが、そう言われた家族はたいてい胃ろうかCVポートのどちらかを依頼します。いずれも皮膚にメスを入れる処置が必要で、まもなく死を迎える高齢者には酷な処置です。そうやって栄養を補ったところで、ふたたび元気になるわけでもなく、いたずらに苦しい臨終を引き延ばすだけです。

しかし、「このままでは死ぬ」というようなことを医者から言われて、「それでけっこうです」と答えることは簡単ではないでしょう。自分が大事な親の命を見捨てるような気がするからです。これは大きな誤解で、せっかく自然な死を迎えようとしているのに、よけいなことをして、わずかな期間（たとえ一、二ヵ月でも長い人生のうちではわずかです）、苦しみを引き延ばすにすぎないと知るべきです。

そんな状態になるまでに、十分な親孝行、配偶者孝行をしておけば、穏やかな自然死を受け入れられるはずです。それは大事な家族を自然な形で見送ることで、決して命を見捨てることではありません。

進化している人工肛門

直腸がんなどで、がんの部分を切除したとき、切断した端を肛門《こうもん》の上部に縫合する余裕がなかったり、あるいは肛門そのものを含めて切除したときは、切断した大腸の端を、腹部に開けた穴から外に出して皮膚に縫いつけます。それが人工肛門で、たいていは下腹部の左に、梅干しのような形でつけられます。

そのままだと便がもれるので、パウチというシールつきの袋を人工肛門に貼りつけ、便がその中に収まるようにします。

私が外科医だった四十年ほど前は、パウチの不具合も多く、シールで皮膚がかぶれる人や、シールがはがれたり、便がもれたりすることもあって、患者さんはつらい思いをすることも少なくありませんでした。しかし、今はパウチも改良され、皮膚のかぶれも便のもれもほとんどなくなり、においで人に不快な思いをさせることもなくなり、風呂《ふろ》やプールにもそのまま入れるようになっています。

それでも、腸の一部が腹部から露出しているので、感覚的に忌避感を抱く人もすくなくないようです。私が外科医のときに受け持った五〇代の直腸がんの女性にも、手術前に「なんとか人工肛門にしないでください」と、拝むように頼まれました。

しかし、こと高齢者介護の視点で考えると、人工肛門は理想的な排泄《はいせつ》介護を実現してくれます。

排泄、特に便の世話は高齢者介護の中でもとりわけ過酷なものです。まず、強烈な悪臭があります。おむつを使う場合は、その交換が大変です。赤ちゃんのおむつ交換は楽ですが、高齢者は関節が硬くなっていることが多いので、膝《ひざ》を曲げると痛がり、股《また》も十分に開かず、開いてもバネのように閉じようとし、その間から汚れたおむつを引き出し、自分で腰を上げてくれない場合は、介護者がお尻《しり》を持ち上げなければなりません。

交換時には肛門の汚れをきれいにする必要もあり、場合によっては股の間に顔を突っ込むようにして、陰部洗浄をしなければなりません。頭がしっかりしている高齢者の場合は、羞恥心《しゅうちしん》にも耐えなければなりません。介護する側もされる側も、多大の心理的、肉体的苦痛をこうむるのが、排便時のおむつ交換です。自然な排便であればまだましですが、泥状便や下痢便があふれたり、逆に頑固な便秘で摘便（指で便を掻《か》き出す処置）が必要だったりもします。

そこへいくと、人工肛門ならおむつで便を受ける必要がありません。便はパウチの中に出ますから、シールを剝《は》がして簡単に捨てられます。パウチを不透明なものにしておけば、便を見ることもなくなります。陰部が便で汚れることもありませんし、介護者が股の間に顔を突っ込む必要もありませんし、介護される側も羞恥心に耐える必要がありません。トイレに行く必要もありませんし、便をもらす心配も、きばりすぎて脳出血などを起こす心配も、痔《じ》になる心配もありません。

この人工肛門に加え、尿道カテーテル（別名バルーンカテーテル＝先端に風船のついた管で、膀胱《ぼうこう》に挿入したあと、風船を膨らませて抜けないようにしたもの）を使えば、おしめは完全に不要となります。尿道カテーテルは定期的に交換する必要がありますが、排泄介護を大幅に軽減するのはまちがいありません。

私は高齢者介護に人工肛門と尿道カテーテルの使用が進めば、介護状況は一変すると思っていますが、不自然にはちがいないので、心理的に受け入れられない人が多いのも致し方ありません。それに介護のために人工肛門をつけるのは、医療保険の適応にもならないので、経費の問題もあります。

それでもこれが認められれば、介護者の心理的肉体的負担が軽減され、その分、優しい介護ができるようになると私は思います。

失った機能より残っている機能を

脳卒中で半身不随になった人は、リハビリテーション（以下、リハビリ）で機能の回復に努めようとします。

リハビリについては、多くの人が実際以上の効果を期待しているようです。理学療法士に聞くと、リハビリはスタートする前にゴールを決めてそれを目指すのですが、理学療法士が到達可能なゴールを設定するのに対し、多くの患者さんはそれでは不満で、元通りになることをゴールにしたがるそうです。しかし、リハビリの専門家が判定したゴール以上の回復がむずかしいのは当然のことです。

脳卒中のリハビリは、長期間行っても効果がないとして、医療保険の適応が発症後六カ月までと決められています。以前は無制限だったので、二〇〇六年にこの変更が行われたときには、それまで長年リハビリテーションを受けていた人が自費になるため続けられず、「リハビリ難民」という言葉が広まったりしました。

理学療法士をはじめ、リハビリの専門医たちも反発しましたが、発症後六カ月以降のリハビリにも効果があるという医学的データを出すことができないまま今に至っています。患者さんにとっては、リハビリが心の支え、あるいは生活の張りになっていた人もいたでしょうから、不満が高まったのも理解できます。しかし、日本の医療費はただでさえ膨大なので、心の支えや生活の張りにまで支出はできないということでしょう。

機能を失えば回復したいと思うのは当然です。しかし、どうしても回復しないとき、それにこだわっているとせっかくの残り時間を無駄にしかねません。

私が在宅医療で見ていた七〇代の男性は、脳梗塞《こうそく》で右半身が麻痺《まひ》していましたが、どうしても箸《はし》を使いたいと言って、懸命にリハビリに励んでいました。思い通りに動かない右手を叩《たた》いたりベッド柵《さく》にぶつけたりして、苛立《いらだ》つこともしばしばでした。私は「左手は動くのですから、左で箸を持つ練習をしたらどうですか」と勧めましたが、男性は「箸は右手で使うものです」と、受け入れてくれませんでした。脳梗塞の部位と程度からすると、右手で箸が持てるようになる可能性はほぼゼロでした。そのこともやんわりと説明しましたが、聞き入れてもらえません。

人にはそれぞれどうしても譲れないものがあるようです。しかし、それにこだわると、往々にして自らの苦しみを増やすことになります。苦しみを減らすためには、柔らかな心を持つことが大事です。

健康より大事なもの

健康を失ってつらい思いをしている人からすれば、健康より大事なものはないと思うのが当然でしょう。でも、ほんとうにそうでしょうか。

もし、健康より大事なものが見つかったら、健康を失っても持ちこたえることができるのではないか。そう思って考えると、いろいろあるような気がします。

たとえば幸福。健康であっても不幸ならつらいでしょうし、病気になっても幸せなら満足することも可能でしょう。

あるいは自分の人生に対する満足感や納得、充実感など。それがあれば、病気や死も恐れずにいられるのではないでしょうか。人はいずれ死ぬのですから、いつまでも健康を求めるより、そういうものに目を向けたほうが、安らかな気持ちで最期を迎えられる気もします。

健康にばかり意識が向いていると、やるべきではないこと（暴飲暴食や喫煙、過度の飲酒、不規則な生活、睡眠不足、肥満、密閉、密集、密接、間食、朝食を抜くとか、就寝前に食べるなど）と、しなければならないこと（バランスの取れた食事内容、適度な運動、気分転換、深呼吸、七時間以上の睡眠、健康診断、がん検診、人間ドック、マスクに手洗い、うがい、塩分は控える、動物性脂肪は控える、カロリーは控える等々）がいっぱいで、人生を楽しむ時間が減ってしまいます。

あなたの頭の中には「健康警察」いませんか。少しでも健康からはずれると許せなくて取り締まる「健康警察」。健康に心を砕き、情報集めにかまけ、自分の健康状態を常にチェックしないと落ち着けない思いが、貴重な時間を独占します。

高齢者は特に気をつけなければなりません。老化に伴い、健康が損なわれる可能性も高まるので、モグラ叩きのモグラがどんどん増えてくるようなものです。健康の維持にばかり気を取られていると、いざ、〝その日〟が近づいてきたとき、ふと「健康のためだけの一生だった」と慨嘆することにもなりかねません。

人は何のために生きているのか。幸福になるため、自己実現を求め、夢を追い、目標を成し遂げる。大きな仕事、社会への寄与、偉大な研究や芸術活動、経済的な成功、立身出世……。そんな立派な目的でなくても、家族を大事にするとか、納得の行く仕事をするとか、あるいはひとりで自由気ままに暮らすのでもいいでしょう。健康はそのための手段であって、目的ではないはずです。

であれば、高齢になって残り時間が減ってきたなら、いつまでも健康にとらわれているより、人生の納得や満足に気持ちを向けるほうが賢明でしょう。〝その日〟が迫ってきたとき、慌てたり悔やんだりしなくてもいいように、持ち時間を有意義に使うべきです。

何も大それたことをする必要はありません。できる範囲でやりたいことをやっておくこと、そしてこれまでの人生を振り返り、来し方に思いを馳《は》せ、足るを知る心で満足を得ること。

健康より大事なものを見つけられたら、そのときこそ健康の迷路を抜け、「出口」に到達できるでしょう。

第八章　健康の「出口」

健康からの解放

健康の「出口」とは、健康のことを考える必要がなくなるときのことです。それはすなわち死が迫ってきたときです。あと一年か二年で死ぬとわかっているとき、健康診断を受ける人はいないでしょう。間もなく死ぬのなら、健康状態をチェックしても意味はありません。

死が迫ったとき、慌てたり、嘆いたり、恐怖におののいたりはしたくないものです。であれば、相応の準備が必要です。それがうまくできれば、落ち着いた気持ちで人生の最後のひとときをすごせるでしょう。うろたえることもなく、平穏に〝その日〟を迎えることができます。何よりもう健康に気をつかうこともありませんから、検査結果に一喜一憂することもなく、新たな病気の心配をすることもなく、好きなことをして、心安らかにすごせます。

健康が大事なのは若いうちだけで、人生の最後が迫ってくれば、健康など気にする必要はなくなります。これは健康に怯《おび》えながら生きて来たこれまでの時間と比べると、大きな解放感があります。

しかし、高齢になって死が近づけば近づくほど、健康に執着する人も多いのではないでしょうか。現実に死が近いのなら、それは果たせぬ夢を追うのも同然で、焦りと不安と心配や悔いに心を煩わされるだけです。せっかくの残された時間を、そんな苦しみで塗りつぶすのは、実にもったいないことです。

死の恐怖の克服

私は子どものころ、死ぬのが恐ろしくて仕方ありませんでした。死んだらどうなるのか、もう二度と家族にも友だちにも会えなくなり、楽しいことも、嬉《うれ》しいこともできなくなる。自分という存在が消えて、これまでの記憶も、存在の証《あかし》も、残したかったものも、伝えたかったことも、何もかも消えてしまう。それは想像を絶する恐怖でした。

しかし、今は日常的に死の恐怖を感じることはありません。それは医者という仕事柄、若いときから多くの死を見てきたからだと思います。

どれほど死を拒絶していた人でも、まだ死ねない、死にたくない、死ぬわけにはいかないと抵抗していた人も、死ねばまったくの無表情になります。そこにあるのは絶対的な〝無〟だけで、恐怖も嘆きも苦しみもありません。

亡くなった人の顔を見て、悲しそうだったとか、怒った顔だったとか、あるいは穏やかな表情だったなどと感じる人もいますが、それは見ている人がそう思うだけで、実際には死に顔に表情が表れることはありません。死ぬ間際まで怒っていても、死んだらすべての筋肉が弛緩するので、表情を維持することができないからです。それでも眉間《みけん》に皺《しわ》を寄せていたとか、口角が下がっていたなどと言う人もいますが、それはその人のもともとの顔立ちです。もともと怒ったような顔なので、死後にもそう見えるだけです。

死は自然なことで、死んだら当人には何もわからなくなります。死んでから怖い目に遭ったり、苦しんだり、恨めしい思いに駆られたりすることはありません。何もわからなくなるのですから、怖いとは思えません。

死の恐怖が消えたあと、私にあるのはあまり早く死が訪れたらいやだなという思いでした。しかし、七〇歳が目前の今、その気持ちも薄れつつあります。いやだなと思っても、死ぬときは死ぬし、むしろ死を拒む気持ちが強ければ強い人ほど、死ぬときに苦しみ、下手な死に方をするからです。

だいたい何歳まで生きたら満足かというのは、すべて比較の問題で、今は八〇歳以上まで生きる人が多いので、七〇歳だと早死にのようにいわれますが、もともと七〇歳は古稀《こき》と呼ばれ、古来稀《まれ》なほどめでたいものとされていました。今後、医療が進んで一〇〇歳まで生きる人が増えたら、八〇歳でも九〇歳でも早死にといわれてキリがありません（一〇〇歳まで生きることが望ましいとは思いませんが）。

そんな世間の物差しに合わせて、長生きだとか早死にだとか、一喜一憂するのは浅はかなことですから、心の持ちようで七〇歳でも満足して人生を終えることも十分可能なはずです。

不老不死の恐ろしさ、死後の世界の退屈さ

死ねばすべて終わり、完全な〝無〟と書きましたが、異論のある人もいるでしょう。「死後の世界はある」と断言する人や、それを証拠立てる本もあります。もし、ほんとうに死後の世界があったらどうか。

それを考える前に、多くの人が憧《あこが》れる不老不死についてリアルに考えてみたいと思います。

第一のケースとして、何らかの方法ですべての人に不老不死が実現したとしたら、考えるまでもなく、地球は人間であふれ、住む場所もなくなり、あらゆる生活必需品が不足し、

食料難になり、難民同然になって、飢えに苦しんでも死ねない状態で、のたうちまわらなければならなくなります。

第二のケースとして、自分だけが不老不死を得たとしたら、今度は時間が余りすぎて困ります。することもなくなり、仮に自己実現したとしても、時間がたてば感動も喜びも薄れ、何度も繰り返すうちに自己実現の意味もわからなくなり、大事な家族も次々と死に、新しい家族を持ってもそれもみんな先に死に、子どもも孫も先に死ぬ逆縁の連続で、周囲からはいつまでも年をとらない変な人と見られ、何百年も生きるうちに苦しくて、寂しくて、適当なときに死ねる人が羨《うらや》ましくて仕方ないという状況になるでしょう。

第三のケースとして、自分と家族や自分の好きなひとだけが不老不死を得るという、「超」都合のいい設定を考えても、千年、二千年と生きるうちには、仲たがいもするでしょうし、そうでなくても同じ顔ばかり見るのもうんざりということになり、やはり死に憧れる気持ちになるでしょう。

さて、もし死後の世界がほんとうにあるとしたらどうでしょう。

同じく死後にもずっと自分が消えないとしたら、はじめの百年や二百年はいいでしょうが、五百年、千年となると、どれほど気散じな人でも退屈するでしょう。自分ひとりだけが死後の世界にいたら、頭が変になるのではないでしょうか。

死後の世界があれば、先に亡くなった親や子、親しい友人に会えるという喜びに期待する人もいるでしょう。しかし、死後の世界には当然、イヤな相手、二度と顔も見たくない姑《しゅうとめ》、上司、もめた隣人、いじめの加害者、恐ろしい人間、迷惑をかけた者、不義理をした相手など、会いたくない相手もいるはずで、死んでからもイヤな思いをさせられたり、苦しめられたり、糾弾されたりしかねません。それもいっときのことで、最終的にはやはり無限の退屈に支配され、何とか消えてなくなれないものかと願うようにならないでしょうか。

つまり、不老不死に憧れたり、死後の世界に期待をかけたりしている人は、あまりリアルに考えていないか、自分に都合のいいイメージだけで止まっているということです。

名を残すことの虚しさ

世の中には死の恐怖をやわらげるために、名前を残すことを目指す人もいます。銅像を建てたり、自分の名前を冠した病院やホール、基金を作ったりする人です。そんな大層なことをせずとも、知人や近親者にだけでも、自分のことを覚えておいてほしいと願う人は少なくないでしょう。

名前を残したがる人は、すでに名前の残っている人（有名人や歴史上の人物）を見て、自分も死後にあのようにほめ称《たた》えられたいと思っているのでしょうが、当然ながら、死んだあとには、どんなふうにいわれているかわかりません。

ノーベル賞をもらおうが、歴史に名を刻もうが、そんなものはうたかたの夢で、百年とか二百年とかすれば、ほとんどが消えてしまいます。仮にもっと長く残ったとしても、わずかな資料から勝手な類推、嘘八百のでっち上げがなされるだけで、いや、ほんとうの俺、わたしはそんなんじゃないと思っても、どうすることもできません。

信長《のぶなが》や秀吉《ひでよし》、家康《いえやす》などが、もし今の解釈を知ったとしたら、さぞや立腹、失笑・苦笑、歯ぎしりをすることでしょう。文学で言えば紫式部《むらさきしきぶ》にはじまり、漱石《そうせき》でも太宰《だざい》でも三島《みしま》でも、あきれてものも言えない状態ではないでしょうか。本人がいくらこう思ってほしいと日記や自伝を残しても、後世の人間は自分たちに都合よくしか受け取ってくれません。

そこで思い出すのは、私が敬愛する漫画家、水木《みずき》しげる氏の言葉です。赤穂《あこう》浪士を例に挙げて、討ち入りを成功させたものの、切腹を賜ったことについて、歴史に名を残して満足する人もいるがとしたあと、こう続きます。

「名まえなんて一万年もすれば、だいたい消えてしまうものだ」（「偶然の神秘」より）

たしかに一万年前の人間で、名前が残っている人はいません。それならわずかな期間、名を残したところで、さほどの意味はないでしょう。

死に対して医療は無力

再生医療や遺伝子治療、臓器移植やロボット手術など、近年、医療は目覚ましい発展を遂げています。そのせいで、医療に対する期待値が上昇し、死さえも押しとどめられるのではないかと感じている人が増えているように思えます。

しかし、死に対して医療は無力です。いったん死のスイッチが入った身体には、医療はむしろ有害ともいえます。死にかけている身体に針を刺したり、管を入れたり、機械を取りつけたりするからです。そんなことをしても、当人を苦しめるだけで死を止めることはできません。

病院では死の間際まで医療行為が続けられます。それはまったくのアリバイ作りで、何もしないほうがいいとわかっていながら、何もしなければ家族が怒る、あとで何を言われるかわからない（「あそこの病院は何もしてくれなかった」「患者を見捨てた」「最善を尽くしてくれなかった」等）ので、医者は致し方なくやっているのです。いや、本気で死を遠ざけようとしている医者もいるかもしれません。それは人の死がわかっていないヒヨコ医者か、医療を妄信している自惚《うぬぼ》れ医者、自己陶酔医者です。

先にも述べたように、臨終間際の点滴や胃ろうは、死にかけている内臓によけいな負担をかけるだけです。酸素マスクも不快さを押しつけるだけです。だから、無意識のうちに酸素マスクをはずそうとする人は少なくありません。そんなとき、家族（ときには看護師や医者までも）は「取ったらダメ」とばかりにつけなおします。もしも酸素マスクをつけて楽になるなら、当人ははずそうとはしません。

多くの人は死に慣れていないので、何とかしたいという衝動に駆られます。黙っては見ておれないのです。しかし、多くの死を看取って思うのは、死ぬときには何もせずに見守るのがいちばん望ましいということです。

私は病院勤務と在宅医療の両方で患者さんを看取りましたが、圧倒的に在宅のほうが安らかで好ましい状況でした。在宅医療の場合は、あらかじめ自宅で死を迎えるのが前提の場合も多いので、それに向けて事前にいろいろな情報も得られ、心を準備もできるので、いざというときに慌てて救急車を呼んだりせず、死にゆく人への感謝と惜別の思いを十分に示すことができます。立ち会う私も医療行為は何もせず、ただ臨終を待つだけでしたが、当人が住み慣れた部屋で迎える死は、点滴も酸素マスクもない自然な姿で、人間としての尊厳が守られた状態でした。家族も覚悟ができているので、悲しみの中にもある種の納得や感謝の気持ちがあり、愁嘆場のようなことはまずありませんでした。

治療にすがることなく、しっかりと心の準備をして迎える死は、これほど穏やかであるのに、不吉だとか、怖いとか、縁起でもないなどといって、目を向けようとしない人の気持ちが私にはわかりません。

長寿時代のライフスタイル

昨今の六〇代や七〇代は、昭和の時代と比べると、格段の若さと元気さを得ています。六〇代ならまだ現役で仕事を続けている人も多いでしょう。八〇代まで生きる人も増えて、今は長寿時代といえるでしょう。

高齢になると時間に余裕ができ、経済的にゆとりのある人も少なくないと思われます。

その上、元気もあり余っている。その自由で豊かな時間をどう使うべきか。

せっかくの時間を、病院通いに費やすのはもったいないです。痛みがあるとか苦しいとか、日常生活に差し障りがあるのなら、医療機関にかかるのも致し方ないですが、さほどでもないのに、不安と心配から病院と縁が切れない人も多いのではないでしょうか。その証拠に、病院に来ているほとんどの高齢者が、自分で歩けて、痛みや苦痛に顔をしかめているわけでもありません（待ち時間の長さにうんざりしている顔はよく見ますが）。

だったら、人生の残り時間をわずかでも延ばすことに心を砕くより、有意義に使うことを考えたほうが賢明でしょう。

若いときから仕事に打ち込み、趣味も持たず、家庭も顧みなかった人は、老後のこの恵まれた時間がうまく使えない危険があります。元気なのに、することがないのはつらいです。高齢になってから好きなことを見つけようとしても、簡単には見つかりません。配偶者との楽しい時間をと思っても、「急にそんなことを言われても」と、相手に断られるのがオチです。子どもや孫ともいきなり仲よくはなれません。

ひとり暮らしの人とて、状況は同じです。時間とお金と体力があるとき、何をしてすごすかは、若いうちから考えておかなければならないということです。

私事ながら、私の妻は五五歳から趣味で写真をはじめ、六八歳の今も続けていますが、写真クラブの先生は九〇歳をすぎているのに、撮影会では先頭を切って歩くそうです。妻はジムにも通っていますが、そこには八〇代の女性も何人かいるとのことです。私の友人の日本舞踊の師匠は、九〇歳を超えている自分の師匠の元気さにいつも感心しています。いずれも若いころからの修練と精進の賜《たまもの》でしょう。

私自身は中高生のときに熱中した戦車の模型作りを五年前に復活させ、楽しく熱中しています。今は実車の資料写真も手に入りやすくなり（むかしは洋書を取り寄せていました）、塗装やウェザリングの道具も進歩して、模型も精巧かつリアルになって、その分、値段も張りますが躊躇《ちゅうちょ》せず購入しています。老眼で手先も不器用になっていますが、拡大鏡や極細ピンセット、ゼリータイプの瞬間接着剤など、新しい道具で補えます。今後、医療と執筆の仕事がなくなったら、プラモ三昧《ざんまい》ですごすつもりです。

病院へ行かないという選択

長生きをするために健康に気をつけていても、九〇歳とか一〇〇歳に近い超高齢になると、生きているのが苦しくなります。あちこちに不具合が出て、したいこともできず、食べたらむせ、味もわからず、目も耳もおぼつかなくなり、呼吸も苦しく、動悸《どうき》息切れも激しく、トイレに行くのも大仕事で、多くの場合おむつが必要で、転べば簡単に骨折し、むせれば誤嚥《ごえん》性肺炎になり、寝たきりになれば床ずれに苦しみ、オシッコの管を入れられ、つらいことばかりになって、早くお迎えがこないかと心待ちにするようになります。世間には早死にする人もいるのに、お迎えを待つ人にかぎってなかなか死ねず、それまで健康増進に努めてきた自分を恨めしく思ったりします。

イヤなことばかり書きましたが、危機管理としては、それくらいの覚悟をしておいたほうがいいです。そうすると、超高齢になるまでに死が迫ってきても、それはそれで悪くないなと思えるでしょう。

老化が原因で起こる病気のほとんどは、医療では治せないものです。あれこれ検査をして、効いているのかいないのかわからない薬をのまされ、挙げ句の果てに、「これ以上、よくなりません」と言われるのが関の山です。

私の父は亡くなる一年前の八六歳のときに、どすんと座って腰椎《ようつい》を圧迫骨折しましたが、私は病院には連れて行きませんでした。連れて行っても痛い思いをして診察を受け、X線写真を撮られ、「圧迫骨折ですね」と言われて、「安静と湿布でようすをみましょう」ということになるのがわかっていたからです。それなら家で安静と湿布をしているほうが、よっぽど楽で時間もお金もかかりません。

下手に病院に行ったりすると、見つけなくてもいい病気まで見つけられ、よけいな検査とよけいな治療で病院につなぎ止められ、重症化して入院などすると、次々新手の治療が繰り出されて、気づいたらチューブと機械だらけの悲惨な延命治療になっているということも稀ではありません。

しかし、多くの人は不安と心配で、何かがあれば病院に行くのが当然と思っているようです。以前、あるところで講演をしたあと、質疑応答の時間に、高齢の女性が質問に立ち、「わたしはチューブだらけの延命治療だけは受けたくないのですが、どうすればいいでしょう」と言いました。そこで私が「それならいい方法があります。病院に行かなければいいのです」と答えると、会場から笑い声があがりました。私はまじめに答えたつもりだったのに、会場のみなさんは冗談だと思ったようです。

医療者側は患者さんが来ないと収入が得られませんから、めったなことでは来なくていいとは言いません。でも、内心では来なくてもいいのにと思っている医者も少なくないはずです。来てもどうしようもないし、長い待ち時間や往復の手間で、貴重な人生の残り時間を無駄にしていることに申し訳ない気持ちになるからです。

もちろん、病院に行ったほうがいい場合もあります。

私の母はもともと高血圧性網膜症で右目の視力がなかったのですが、八〇代で二回、左目の硝子《ガラス》体出血を起こし、失明しかけました。そのときはすぐ病院に行き、緊急手術で無事、視力を回復しました。また、同じく八〇代で高熱が出たとき、ヘルパーさんからの連絡で私が駆けつけ、救急車で病院に運ぶと、肝膿瘍《のうよう》で緊急入院となり、抗生剤とドレナージ（肝臓に管を入れて排膿する処置）を受けて、無事、退院しました。いずれも病院に行かなければ、失明し、命も落としたことでしょう（八〇代ならそれも悪くなかったかもしれません。その後、九三歳で亡くなるまで、かなりつらい日々を送っていましたから）。

病院に行くべきか否かの判定は、一般の人にはむずかしいと感じるかもしれませんが、要は少しようすを見て、これはヤバイと思ったら病院に行くというのでいいでしょう。しかし、それはそれで悲惨な延命治療につながる危険性と引き替えです。どうしても悲惨な延命治療だけは避けたいというのなら、死の危険を冒してでも病院に行かない選択をしなければなりません。助かる可能性があるなら助けてほしい、でも、悲惨な延命治療にだけはしてほしくないというような都合のいい選択肢はありません。

そういうシビアな状況でなくても、病院通いをしている人は少なくないでしょう。念のためとか、心配だからという人ですが、そういう人はせっかくの時間を無駄にしていると思います。

死の宣告のシミュレーション

いつかは必ず死を迎えるのですから、少しでも落ち着いて迎えられるように死の宣告の予行演習をしておくのもいいでしょう。

三〇パーセント前後の確率であり得るがんによる死の宣告が、イメージしやすいと思います。医者から治療の余地のない末期がんだと告げられたとき、どうするか。

自分は従容として死を受け入れることができるのか（できなくても死にますが）。自分の人生に悔いはないのか。やり残したことはないのか。これだけはしておきたかったということはないのか。もう一度行きたいところ、食べたいもの、観たいもの、聴きたいものはないのか。死ぬまでの時間をどうすごすべきか。家族や友人にはどう対応すべきか。

いろいろ考えなければならないことがあります。

リアルに想像すればするだけ、思いがけないこと、忘れていたこと、気づかずにいたことなどが思い浮かびます。あいつにも会っておきたい、あの本をもう一度、読みたい、家族に見られたくないものの処分、PCのアダルト動画の閲覧歴も消さなければなりません し、秘密の手紙や写真、メールも処分しておかなければなりません（私の場合、大したものはありませんが）。

十分にシミュレーションしたなら、現実にもどります。すると死の宣告を受けていない今がどれほどありがたく、幸運に恵まれ、かけがえのないものであるかがわかります。処分すべきものも早々に処分するでしょうし、行きたいところ、食べたいもの、観たり聴いたりしたいものもすぐ実行するでしょう。

残された時間をどう使うか、真剣に考えたら、健康診断を受けるとか、がん検診や人間ドックに行くようなヒマはないはずです。健康に時間を取られるより、ほかにすべきことがいろいろあるのですから。

健康の呪縛《じゅばく》から自由になったとき、それが健康の「出口」です。

自分を甘やかしてもいい

無事に健康の「出口」を出られたなら、あとは自分を甘やかしてもいいのではないでしょうか。

甘いものも脂っこいものも、好きなものを好きなだけ食べ、お酒も飲みたいだけ飲み、タバコも気にせずに吸い、朝から晩まで好きなことをして、思い切り自堕落にすごす。それは厳しい日常を生きてきた人には、一回やってみたいことのひとつではないでしょうか。子どもころ、宿題も予習復習もせず、遊びたいだけ遊び、寝たいだけ寝て、毎日が日曜日のような暮らしに憧れたことはありませんか。私はよく憧れました。

健康の「出口」を出たなら、あとは来たるべき〝その日〟に向けて、できるだけ悔いが残らないよう、日々を大切に生きるだけです。その中には、自分を甘やかすことの甘美な快感も含まれます。心配しなくても、高齢になれば好き放題するといっても、さほど健康に悪いことまではできません。濃い味や脂っこいものは受け付けなくなり、食べられる量も減り、若いころの半分くらいで満腹になりますし、お酒も弱くなってすぐに眠たくなりますます。徹夜で遊ぶのも疲れるし、アバンチュールを楽しんだり、ギャンブルにのめり込んだりするより、家で寝ているほうが楽でいいということにもなります。思い切り不摂生しようにも、身体がついていかないようになるのです。

何事にもいい面と悪い面があるように、自分を甘やかすことにもデメリットはあります。

ひとつには健康に悪いということですが、その「出口」はもう出ているのですから、気にする必要はありません。今ひとつのデメリットは、家族や世間の不評を買うということでしょう。だらしなくしていたり、暴飲暴食や酒びたりの毎日になると、周囲は眉《まゆ》をひそめますが、最後まできちんとして格好よくありたいのか、顰蹙《ひんしゅく》を買ってでも好き放題したいのかは、自分次第です（二兎《にと》を追うことはできません）。

家族や世間を気にするということは、結局、家族や世間によく思われたい、迷惑をかけたくない、文句を言われたくないなどの欲望のなせる業で、そこに執着すると、自堕落のうっとりするような快感は得られません。それでも満足ならそれでもいいでしょうし、最後まで頑張り通せば、「立派な人だった」という評価が得られて、最後はニッコリ笑って死ねるかもしれません。

いずれにせよ、健康という呪縛を手放したら、生活全般に大きな自由が得られるのはまちがいありません。

健康ニモマケズ、死ニモマケズ

自分を甘やかすことのメリットは、快感があるというだけでなく、死を迎える心の準備にもなるということです。

心底楽しい毎日を送っていると、いくら楽しくてもしまいには飽きてきます。どんなおいしいものでも、毎日食べているともう十分となり、それでも続くと見るのもいやになるでしょう。どんな美しい風景も、何度も観ていると感動は薄れますし、どれほど楽しい遊びでも、毎日していたらおもしろさも失せます。自分を甘やかし、イヤなことはいっさいせず、好きなことだけ、楽しいことだけ、快感のあることだけを毎日、毎日、繰り返していると、どれほど欲の深い人でも、いつか「もういいわ」という心境になるでしょう。

もう十分生きた、楽しい人生だった、最後に愉快な時間をすごしたと思えたら、死を受け入れるのもさほどむずかしくはなくなるはずです。ましてや、日々、老いの不如意が増え、苦痛が深まっていくのです。この先改善する見込みもなく、さらに老いさらばえていくばかりと知れば、死はある種の解放、永遠の安らぎとさえ感じられるのではないでしょうか。

そんなふうに感じるためには、やはり自分の人生を十分に生ききることが大切です。一世一代の大事業を成し遂げる人や、ノーベル賞をもらうとか、総理大臣になるとか、そういう大それたことができる人は少ないでしょう。そんな名誉や地位を手に入れても、足るを知らない人は、死を受け入れられずに苦しみます。

それより、ささやかでも自分の人生を愛し、自分自身に満足し、余裕のあるうちに思う存分したいことをした人は、必ず訪れる死も鷹揚《おうよう》に受け入れることができるのではないでしょうか。

人間には判断力や決断力があるように、感謝力や満足力もあると私は思います。些細《ささい》なことにも感謝し、今ある自分に満足し、満ち足りた気持ちになる能力です。その力が強い人は、何かにつけ文句を言わないし、不平不満ももらさないでしょう。多くも求めないし、他人を羨むこともないでしょう。そうなれば、健康に縛られて苦しんだり、死を恐れてあがいたりもしないはずです。

健康のためによけいなことはせず、人の悪口を言わず、自慢もせず、細かい事にはこだわらず、人と比べず、足るを知り、失敗しても笑ってすませ、無駄があってもよしとし、人に何か言われても気にせず、死が迫っても、ただ静かに笑っている。

そういう人に私はなりたいです。

おわりに

健康が大事なことはいうまでもありません。しかし、健康を大事にしすぎてはいないでしょうか。

かつて私が所属した同人雑誌「VIKING」の創始者で、作家の富士正晴《ふじまさはる》氏は、晩年、毎日酒びたりで、歯が一本しか残っていないのに入れ歯をせず、病院にも行かず、自分の血圧や肝機能、腎《じん》機能、貧血の有無さえ知らないという、およそ健康とはかけ離れた生活をしていました。それである日、突然、本人も死を意識しないまま、自宅の布団の中で亡くなりました。享年七三。前夜、東京の編集者と、翌日、打ち合わせを兼ねて飲もうと約束していたのですから、自分でも死ぬと思っていなかったのはまちがいありません。

富士氏のエッセイに、「健康けっこう　長寿いや」というのがあり、病院などには行かず、自然に健康なのはよいけれど、長生きはごめんというようなことが書いてあります。

富士氏は決して健康ではなかったはずですが、検査を受けていないので、本人の認識では健康だったのでしょう。長寿いやというのは、長生きの苦しみを率直に理解していたからだと思います。そんな富士氏の悠然たる老い方を見ていると、健康に熱心になることに、そこはかとない疑問を感じたものです。

私は若いころは外科医でしたが、何人もの患者さんががんや難病で亡くなりました。中には若い患者さんもいました。何の落ち度もない善良な人が、病気で命を落とす理不尽に、心を痛めたものですが、その人がなぜそんな病気になったのかは不明で、同じ治療をしても助かる人と助からない人がいる不条理にも悩みました。

しかし、医療には限界があり、やりすぎると悲惨なことになり、いくら健康に気をつけていても病気になる人はなるし、死ぬ人は死ぬという現実を強く思い知りました。運命論者になったのではなく、人間が行う医療という営為のはかなさを感じたのです。

だから、若いときから自分もいつ死ぬような病気になるかもしれない、自分だけでなく家族も同様と、そう思いながら日々を送ってきました。

福祉系の大学で非常勤勤務をしていたときは、毎年、メタボ健診を受けさせられましたが、結果はいつも似たり寄ったりで、肝機能や腎機能は正常ですが、そんなことは言われなくてもわかっているし、血圧が高めで悪玉コレステロールが基準値を超えているのはこの歳だから当然だと思うだけで、放っておいてくれという気分でした。

健診センターで診察をするようになって、この思いはますます強まりました。つまり、健康診断などしなくても、ひと目で健康とわかる人ばかりじゃないか、病気が潜んでいるとしても、こんな健康診断では見つけられない、また見つけたところで、治るかどうかもわからないと思うからです。

健康は大事だけれど、いくら健康でもいつかは死にます。だったら、健康の維持にばかり気を向けるより、満足して死ねる準備をしたほうがいい。

それは私の父の教えでもありました。父は三〇歳代からの糖尿病を放置し、血糖値が七〇〇を超えて倒れ、その後はインスリンの自己注射をしていましたが、甘いものは食べ放題で、それで病気が悪化したら仕方がないと達観していました。八五歳で前立腺《ぜんりつせん》がんになって喜び、八七歳で「いい人生やった。ありがとう」と言って亡くなりました（詳しくは幻冬舎新書『人間の死に方　医者だった父の、多くを望まない最期』に書いています）。

健康は大事だけれど、満足して死ぬためには、それより大事なものがある。その思いが伝わればと念じつつ、おわりの言葉といたします。

この新書は、小説でもお世話になったＫＡＤＯＫＡＷＡの郡司《ぐんじ》珠子《たまこ》さんの発案で書きはじめたものです。その後も貴重なアドバイスを与えてもらい、たいへんありがたかったです。末筆ながら感謝申し上げます。

二〇二四年　二月五日

久坂部　羊

参考文献

世界保健機関「国別平均寿命・健康寿命」　https://www.who.int/data/gho/data/indicators/indicator-details/GHO/gho-ghe-hale-healthy-life-expectancy-at-birth

ＷＨＯ憲章　健康の定義　https://japan-who.or.jp/about/who-what/identification-health/

憲法第二十五条　https://www.shugiin.go.jp/internet/itdb_annai.nsf/html/statics/shiryo/dl-constitution.htm#3sho

健康増進法　https://www.mhlw.go.jp/web/t_doc?dataId=78aa3837&dataType=0&pageNo=1

「アメリカ医師会ジャーナル」電子版二〇一一年　https://jamanetwork.com/journals/jama/fullarticle/1104579

厚生労働省「二〇二〇年度の後期高齢者支援金の加算・減算について」　chrome-extension://efaidnbmnnnibpcajpcglclefindmkaj/https://www.mhlw.go.jp/content/000883962.pdf

厚生労働省「特定健診・特定保健指導の実施状況について（二〇二〇年度）」　chrome-

extension://efaidnbmnnnibpcajpcglclefindmkaj/https://www.mhlw.go.jp/content/12400000/001017830.pdf
厚生労働省「二〇二〇年度 国民医療費の概況」 chrome-extension://efaidnbmnnnibpcajpcglclefindmkaj/https://www.mhlw.go.jp/toukei/saikin/hw/k-iryohi/20/dl/data.pdf
「アメリカ医師会ジャーナル」電子版二〇二三年（オスロ大学健康社会研究所） https://jamanetwork.com/journals/jamainternalmedicine/article-abstract/2808648
日本泌尿器科学会　前立腺肥大症診療ガイドライン　二〇一一年　chrome-extension://efaidnbmnnnibpcajpcglclefindmkaj/https://www.urol.or.jp/lib/files/other/guideline/08_prostatic_hyperplasia.pdf
日本泌尿器科学会　前立腺がん検診ガイドライン　二〇一八年版　chrome-extension://efaidnbmnnnibpcajpcglclefindmkaj/https://www.urol.or.jp/lib/files/other/guideline/32_prostate_cancer_screening_2018.pdf
国立がん研究センターがん対策研究所　がん検診ガイドライン前立腺がん　https://canscreen.ncc.go.jp/guideline/zenritsusengan.html
内閣府　ＡＩ事業者ガイドライン案　二〇二四年一月　chrome-extension://efaidnbmnnnibpcajpcglclefindmkaj/https://www8.cao.go.jp/cstp/ai/ai_senryaku/7kai/13gaidorain.pdf

日本呼吸器学会　成人肺炎診療ガイドライン二〇一七　https://www.jrs.or.jp/publication/jrs_guidelines/20170102165846.html
横尾忠則『老いと創造　朦朧《モーロー》人生相談』　講談社現代新書　二〇一三年
水木しげる『妖怪水車』　朝日ソノラマ　一九七一年
富士正晴『不参加ぐらし』　六興出版　一九八〇年
「日本醫事新報」№３４８３・№３５０８　日本医事新報社　一九九一年
中村仁一『大往生したけりゃ医療とかかわるな「自然死」のすすめ』　幻冬舎新書　二〇一二年
久坂部羊『日本人の死に時　そんなに長生きしたいですか』　幻冬舎新書　二〇〇七年
日本精神保健福祉士養成校協会編『精神保健学』　中央法規　二〇〇七年
久坂部羊『人間の死に方　医者だった父の、多くを望まない最期』　幻冬舎新書　二〇一四年

久坂部　羊（くさかべ・よう）
1955年大阪府生まれ。小説家・医師。大阪大学医学部卒業。大阪府立成人病センター（現・大阪国際がんセンター）で麻酔科医、神戸掖済会病院一般外科医、在外公館で医務官として勤務。2003年、医療小説『廃用身』（幻冬舎）で作家デビュー。『介護士K』『砂の宮殿』（KADOKAWA）、『日本人の死に時』『人間の死に方』（幻冬舎新書）、『医療幻想』（ちくま新書）、『人はどう老いるのか』『人はどう死ぬのか』（講談社現代新書）など著作多数。14年『悪医』（朝日新聞出版）で第3回日本医療小説大賞を受賞。

健康《けんこう》の分《わ》かれ道《みち》

死《し》なない時代《じだい》に老《お》いる

久坂部《くさかべ》　羊《よう》

2024年 4月 10日　初版発行

発行者　山下直久
発　行　株式会社KADOKAWA
〒102-8177　東京都千代田区富士見2-13-3
電話　0570-002-301（ナビダイヤル）
装丁者　緒方修一（ラーフイン・ワークショップ）
ロゴデザイン　good design company
オビデザイン　Zapp!　白金正之
印刷所　株式会社暁印刷
製本所　本間製本株式会社

角川新書

ISBN978-4-04-082507-6 C0247